供高职医学检验技术专业用

临床检验基础实训教程

主　编　王江南

副主编　陈秀荣　谢　璟　夏黎明

编　者　（按姓名汉语拼音排序）

巢　玲（宜春市人民医院）

陈秀荣（宜春职业技术学院）

黄淑萍（宜春职业技术学院）

万　颖（宜春市人民医院）

王江南（宜春职业技术学院）

夏黎明（宜春职业技术学院）

夏媛媛（宜春职业技术学院）

谢　璟（宜春职业技术学院）

张　起（宜春市第二人民医院）

朱炳生（宜春职业技术学院）

北京大学医学出版社

LINCHUANG JIANYAN JICHU SHIXUN JIAOCHENG

图书在版编目（CIP）数据

临床检验基础实训教程 / 王江南主编 . —北京：北京
大学医学出版社，2023.4
ISBN 978-7-5659-2865-9

Ⅰ.①临⋯ Ⅱ.①王⋯ Ⅲ.①临床医学 - 医学检验 -
教材 Ⅳ.① R446.1

中国国家版本馆 CIP 数据核字（2023）第 037502 号

临床检验基础实训教程

主　　编：王江南
出版发行：北京大学医学出版社
地　　址：（100191）北京市海淀区学院路 38 号　北京大学医学部院内
电　　话：发行部 010-82802230；图书邮购 010-82802495
网　　址：http://www.pumpress.com.cn
E - m a i l：booksale@bjmu.edu.cn
印　　刷：北京信彩瑞禾印刷厂
经　　销：新华书店
责任编辑：郭　颖　　责任校对：靳新强　　责任印制：李　啸
开　　本：850 mm×1168 mm　1/16　印张：10　字数：283 千字
版　　次：2023 年 4 月第 1 版　2023 年 4 月第 1 次印刷
书　　号：ISBN 978-7-5659-2865-9
定　　价：65.00 元

前言

"临床检验基础"是医学检验技术专业最核心的课程，具有很强的实践性，该课程所涉及的教学内容是临床检验科最常用、最基本的工作项目，是每一个检验人员必须掌握的基本技能。为适应实验教学需要，推进"三教"改革，在学校领导的重视和支持下，我校医学检验技术专业教学团队与宜春市人民医院、宜春市第二人民医院等行业专家共同开发编写了本书。

本教材是"临床检验基础"课程的配套教材。在教材开发过程中，学校与医院（行业）紧密联系，真正体现了高职教育的实践性、职业性。按照医院检验科临床检验实验室的工作任务，结合学校的实验（训）条件，进行教学内容改革，力求课程内容与工作岗位对接，促进对学生实践操作能力的培养。

本教材包括10个学习情境，共30个项目，书中数字资源以二维码形式插入到相应项目中，方便学生随时随地学习和复习，促进学生自主学习。同时，在每个实训项目之后增设实训结果、实训讨论模块，以便学生记录实验过程，培养其发现问题、分析问题、解决问题的能力。此外，本教材选取临床检验实验室典型工作任务作为考核项目，制定技能考核标准，落实过程性评价与终结性评价相结合。

为落实"立德树人"根本任务，扎实推进习近平新时代中国特色社会主义思想进课程教材，编者们深度挖掘临床检验基础课程中的思政元素，在教材中增设"思政小课堂"专栏，按照"榜样力量""科学故事""传统文化""临床案例""专业前沿""工匠精神"等系列进行编写。充分发挥课程价值引领作用，以激发学生的职业使命感和责任感，培养学生求真务实、精益求精的工匠精神和"检以求真、验以正德"的职业精神。

在教材编写过程中，我们得到了兄弟院校和各编写单位的大力支持，在此表示衷心感谢！

由于编者的学术水平和经验有限，教材中可能存在欠妥或错漏之处，敬请读者提出宝贵意见，并致谢意。

王江南

注：本实训教程配套有《临床检验基础》省级精品在线开放课程（https://www.xueyinonline.com/detail/232521158）

1

目 录

临床检验基础技术

📖 **学习情境描述**

在日常临床检验工作中，自动化仪器检验代替了部分手工检验，但其只能代替对健康人群标本的筛检，而不能完全替代对异常标本的手工复查。因此，同学们在学习过程中应兼顾手工检验与自动化检验。

在临床检验实验室，无论是自动化检验还是手工检验，都经常会用到一些临床检验基础技术，如显微镜的使用、血液标本采集、血涂片的制备与染色等。因此，同学们对这些常用的临床检验基础技术需熟练掌握，为今后的实践打下良好的基础。

项目一　显微镜的使用

（一）实训目的

掌握光学显微镜的使用和维护方法。

（二）实训原理

普通光学显微镜的光学系统主要由物镜和目镜组成，当被观察物体置于物镜前的焦点稍远处时，通过光线反射经物镜放大后成倒立放大的实像，再经目镜放大成倒立虚像，位于观察者的明视距离处。

（三）实训用品

1. 器材：普通光学显微镜、擦镜纸。

2. 试剂：香柏油、醇醚混合液（70% 乙醇 +30% 乙醚）。

3. 标本：瑞 - 吉染色血涂片。

（四）实训步骤

1. 普通光学显微镜的基本结构

（1）基本结构包括机械部分和光学部分，如图 1-1 所示。

（2）物镜的识别及使用条件

1）低倍镜：放大倍数为 10（镜头上有标识"10/0.25"，其中 10 为放大倍数，0.25 为数值孔径），镜头相对较短；主要用来对光，快速扫描标本以了解全貌，观察体积较大的有形物，如虫卵。

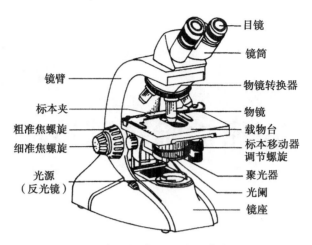

图 1-1 普通光学显微镜的基本结构

2）高倍镜：放大倍数为40（镜头上有标识"40/0.65"），镜头较长；用于观察虫卵内部结构及细胞形态结构。

3）油镜：放大倍数为100（镜头上有标识"100/1.25"），有时标以"油"或"oil"，镜头最长；用于观察细胞内部结构及细菌等微生物（病毒除外）的形态结构。使用油镜时必须使用香柏油（因其折光率为1.515，与玻璃折光率1.52近似，用油后可增强视野亮度），但在使用低倍镜和高倍镜时不能用香柏油。

2. 普通光学显微镜的使用方法（▶视频1：显微镜的使用）

（1）准备：将光学显微镜放置在清洁、干燥、无震动的实训台上，插上电源，打开开关。

（2）调焦和低倍镜观察：将瑞-吉染色血涂片置于载物台上，首先用低倍镜（10×）对准镜筒，转动粗准焦螺旋将载物台上升到快接触标本处，选择适当的光源亮度，调整光阑的大小和聚光器的高度，使目镜亮度适宜。再一边从目镜中观察视野，一边转动粗准焦螺旋将载物台下降，见物像后改用细准焦螺旋上下调节焦点，直到物像最清晰为止。

（3）高倍镜观察：转换高倍镜（40×）对准镜筒，如果物镜是显微镜的原装配置，所用的载玻片等符合标准，一般不需重新调焦，只要调节细准焦螺旋即可看到清晰的图像。

（4）油镜观察：将载物台下降，于瑞-吉染色血涂片体尾交界处滴加香柏油一小滴。转用油镜头（100×）对准镜筒，转动粗准焦螺旋使油镜头与玻片上的香柏油轻轻接触。然后升高聚光器使其与载物台平齐，打开光阑并放至最大，将光源亮度也调至最大，再转动细准焦螺旋，直至视野中出现最清晰的物像为止。

（5）显微镜使用后的处理：待显微镜使用完毕，取下载玻片，加1~2滴醇醚混合液于擦镜纸上，将油镜头擦拭干净，将物镜转成"八"字形（不要将物镜与目镜相对），将镜筒、载物台、聚光器下降至最低处，关闭电源开关，拔下电源。

（五）注意事项

1. 培养良好的操作习惯，工作台与座椅高度要适宜，坐姿端正，胸背挺直。持镜时必须是右手握臂、左手托座的姿势，不可单手提取，以免零件脱落或碰撞到其他地方。轻拿轻放，不可将显微镜放置在实验台的边缘，以免碰翻落地。

2. 放置载玻片标本的观察区域要对准载物台上的通光孔中央，且不能反放载玻片，防止压坏载玻片或碰坏物镜。

3. 使用时，左手持粗准焦螺旋、右手持载物台推进器，双筒镜注意调好瞳距。调整焦距时以转动粗准焦螺旋为主，尽量少用细准焦螺旋。在整个调整焦距过程中，每个动作都要缓慢进行，否则物像会一闪而过，导致找不到观察的目标。养成观察标本时从低倍镜到高倍镜、从高倍镜到油镜的习惯。

4. 使用完毕后，必须复原才能放回镜柜内，其步骤是：取下标本片→转动物镜转换器，使镜头离开通光孔，镜头呈"八"字形→下降载物台→下降聚光器，关闭光阑→标本移动器回位→盖上绸布和外罩，放回显微镜柜内。

5. 显微镜维护　应做到防尘、防潮、防热、防腐蚀，用后及时将镜头擦拭干净。经常检查目镜旋转器的镜筒固紧螺丝是否松动，避免镜筒滑脱。

（六）实训结果（请将你看到的物像绘制出来）

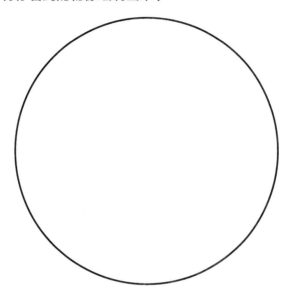

（七）实训讨论

1. 使用显微镜的高倍镜观察细胞，细胞放大的倍数是多少？

2. 显微镜使用后该如何归位？

科学故事

多数人认为最早的显微镜是由一个叫詹森的眼镜制造匠人于1590年前后发明的，但当时的制作水平还很低，并没有得到世人的重视。1610年前后，意大利的天文学家伽利略和德国的天文学家开普勒在研究望远镜的同时，改变物镜和目镜之间的距离，得出了合理的显微镜光路结构，两人的研究推动了显微镜的发展。1665年前后，英国生物学家胡克利用类似现在学校实验室内用的显微镜，发现并描述了植物的细胞结构。同时期，荷兰生物学家列文虎克利用自制的显微镜发现了红细胞和酵母菌，这台显微镜使他成为世界上第一个观察到细菌的科学家。

项目二　改良牛鲍计数板的使用

（一）实训目的

掌握改良牛鲍计数板的结构及用法。

（二）实训原理

将一定倍数稀释的血液或体液混匀后，充入改良牛鲍计数板的计数池中，在显微镜下对一定区域中的细胞进行计数，再乘以稀释倍数，即可换算成单位体积血液或体液内的细胞数。

（三）实训用品

1. 器材：改良牛鲍计数板、改良牛鲍计数板专用盖玻片、光学显微镜、微量吸管或小玻棒、乳胶吸头、刻度吸管、试管、绸布、擦镜纸等。

2. 试剂：红细胞稀释液（见红细胞计数）。

3. 标本：新鲜抗凝血。

（四）实训步骤

以红细胞计数为例。

1. 稀释血液：取试管 1 支，准确加入红细胞稀释液 2 ml，再加抗凝血 10 μl，立即混匀，制成红细胞悬液。

2. 准备计数板：用绸布或擦镜纸拭净改良牛鲍计数板和专用盖玻片，将计数板平置于台（桌）面上，采用"推式"法从计数板下缘向前平推盖玻片，将其盖在计数池上。

3. 充池：混匀红细胞悬液，用微量吸管吸取或小玻棒蘸取少量悬液置于盖玻片与计数板交界处，使液体通过虹吸作用充入计数池，充液量以液体恰好充满一侧计数池为宜，无气泡及多余液体溢出。（▶视频 2：计数板充池）

4. 静置：充池后，静置 2~3 min，待红细胞下沉后进行计数。（▶视频 3：牛鲍计数板的镜下结构）

5. 显微镜计数：将改良牛鲍计数板置于显微镜下，用低倍镜观察计数池内红细胞分布是否均匀，如红细胞分布严重不均匀，则应重新充池。如红细胞分布均匀，即可转换成高倍镜进行计数。计数中央大方格中的四个角和正中间的中方格内（共 5 个中方格）的红细胞。对于压线细胞，依照"数上不数下，数左不数右"的原则进行计数（图 2-1）。

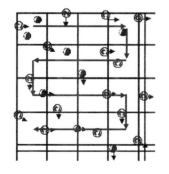

3	1	0	2
0	2	0	2
1	1	1	1
1	2	2	1

图 2-1　计数板的计数原则

（五）注意事项

1. 保证计数板和盖玻片清洁：操作中勿使手指接触计数板表面，以防污染。如使用血液充池，计数板和盖玻片使用后应依次用蒸馏水洗净，95% 乙醇脱水，最后用清洁纱布擦拭干净。切忌用粗糙织物擦拭，以免磨损计数板上的刻度。

2. 改良牛鲍计数板应每隔 1 年检定 1 次，以防不合格或磨损而影响计数结果的准确性。

3. 充池：一次完成充池。如充池过少、过多、有气泡或出现任何碎片，应擦拭干净计数板及盖玻片后重新操作。

4. 静置计数板：平放计数板，不能在充池后移动盖玻片。计数白细胞和红细胞时一般需沉淀 2~3 min，计数血小板时应沉淀 10~15 min，且须注意保湿，因沉淀时间过长会因稀释液挥发而造成计数结果不准确。

5. 计数：如果计数板中细胞分布严重不均，应重新充池计数。计数红细胞和血小板用高倍镜，计数白细胞用低倍镜；计数中方格的顺序是按照顺时针方向计数四角四个中方格，按右上→右下→左下→左上的顺序，最后再计数中间的中方格，每个中方格的计数按照"弓"字形顺序来数（图 2-1）。

6. 计数原则：凡压线的细胞应按照"数上不数下，数左不数右"的原则计数，避免漏数或重复计数。

（六）实训结果（请绘制计数板的构造）

（七）实训讨论

1. 为什么推荐使用"推式"法盖盖玻片，而不是直接采用"盖片"法？

2. 在计数过程中遇到压线细胞应该如何处理？

科学故事

　　自从显微镜出现以后，人们从微观世界中了解和观察到了血细胞。在此后的研究中，人们发现许多疾病的发生和发展与血液中的细胞数量有着密切的联系。因此，人们又开始寻找对血液中细胞数量进行计数的方法。1855 年，法国解剖学家 Louis-Charles Malassez 发明了用于计数血细胞的计数板。它由一片较厚的特制玻片构成，中间有一个垂直线网格，网格的尺寸是给定的，故每条线覆盖的区域是已知的，这样就可以对一定体积溶液中的细胞数量进行计数，为后期的血细胞检测奠定基础。

　　目前检验科工作中仍然在使用改良牛鲍计数板。虽然血细胞计数仪已在临床上被广泛使用，但是显微镜计数法仍是最可靠、最经典的血细胞计数方法。牛鲍计数板不仅适用于血细胞计数，也可用于其他体液标本（如脑脊液、浆膜腔积液等）的细胞计数。因此，学会使用牛鲍计数板是检验工作者应该掌握的基本技能。

项目三　微量吸管的使用

（一）实训目的

掌握使用微量吸管吸取液体的操作技术。

（二）实训原理

挤压乳胶吸头，使微量吸管内产生负压，从而吸取液体。

（三）实训用品

1. 器材：微量吸管（一次性）、乳胶吸头、试管、消毒干棉球、无菌干棉球、2 ml 吸管。

2. 试剂：生理盐水、蒸馏水、95%（V/V）乙醇、乙醚等。

3. 标本：新鲜抗凝血。

（四）实训步骤（▣视频 4：**一次性微量吸管结构与使用**）

1. 准备吸管：将乳胶吸头套在微量吸管上，注意连接处应严密不漏气。

2. 加稀释液：取试管 1 支，加入生理盐水 2 ml。

3. 吸取血样：用右手拇指和中指夹住吸管和吸头交接处，示指堵住乳胶吸头小孔，3 个手指轻微用力，排出适量的气体，使管内形成小的负压，将管尖接触抗凝血，拇指和中指慢慢松动，吸取抗凝血到略高于所需刻度后，抬起示指。注意管尖始终不要离开液面，以免吸入气泡，也不要过度用力将血液吸入乳胶吸头。如使用一次性微量吸管吸取末梢血液，则将微量吸管平放或稍低于水平面，下端接触血滴，由于虹吸作用，血液会自动进入吸管（图 3-1），待血液达到略高于所需刻度后，使下端离开血滴。

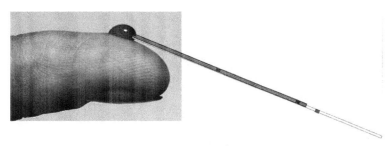

图 3-1　一次性微量吸管的虹吸作用

4. 拭净余血：用干棉球顺着微量吸管管口方向拭净吸管外周血液。

5. 调节血量：用干棉球轻微、间断接触吸管口，吸去少量血液，准确调节血量至所需刻度。

6. 释放血液：将微量吸管插入含生理盐水的试管底部，慢慢放出吸管内的血液，再吸取上清液冲洗管内余血 2~3 次。

7. 洗涤吸管：依次用蒸馏水洗净，95%（V/V）乙醇脱水，乙醚干燥。如为一次性微量吸管，可省略该步骤。

（五）注意事项

1. 吸取血液的操作需反复练习才能把握适当的力度。

2. 一次吸取血液到所需的量，吸管内不能有空节，也不能吸取过多血液，最好不要超过所需刻度的 ±2 mm。

3. 吸取血液时动作宜慢，防止血液吸入乳胶吸头内，避免产生气泡。

4. 释放血液前一定要拭净吸管外的余血，释放血液的动作不能太剧烈。

（六）实训结果（请简述使用微量吸管的心得体会）

（七）实训讨论

使用微量吸管吸取血液时，如何保证采血量的准确？

项目四　血液标本的采集

一、皮肤采血法

（一）实训目的
掌握皮肤采血法，了解不同部位采血对检验结果的影响。

（二）实训原理
采血针刺破皮肤后血液自然流出，用微量吸管吸取一定量的血液。

（三）实训用品
1. 器材：一次性消毒采血针、20 μl 微量吸管、乳胶吸头、75% 乙醇棉球、无菌干棉球、试管。

2. 试剂：洗涤液（蒸馏水、95% 乙醇、乙醚）、生理盐水、醇醚混合液（70% 乙醇 +30% 乙醚）。

（四）实训步骤（视频 5：皮肤采血）
1. 准备：取试管 1 支，加入 2 ml 生理盐水。取微量吸管和乳胶吸头相连，检查连接是否漏气，或取一次性微量吸管备用。

2. 选择采血部位：成人以左手中指或环指指尖内侧为宜（图 4-1A）；1 岁以下婴幼儿通常选择足底内外侧边缘（图 4-1B）；特殊情况可选择耳垂。

3. 按摩：轻轻按摩采血部位，使局部组织自然充血。

4. 消毒：用 75% 乙醇棉球擦拭采血部位皮肤，待干。

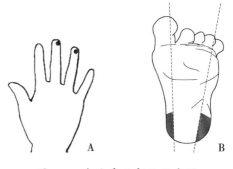

图 4-1　皮肤采血部位示意图

5. 针刺：用左手拇指和示指固定采血部位，使其皮肤和皮下组织绷紧，右手持一次性消毒采血针自指尖腹内侧迅速刺入，深度 2~3 mm，立即出针。

6. 拭血：待血液自然流出后，用无菌干棉球擦去第 1 滴血。

7. 吸取血液与止血：待血液自然流出时，用微量吸管吸取血液到 10 μl 刻度，然后用无菌干棉球压住伤口止血。如血流不畅，可用左手自采血部位远端向指尖稍施压，使血液流出。

8. 稀释：用无菌干棉球擦净微量吸管外部后，将吸管伸入装有生理盐水的试管底部，慢慢释放出吸管内的血液，并用上清液冲洗管内余血 2~3 次，最后将试管内的液体混匀。

（五）注意事项
1. 采血部位的皮肤应完整，无烧伤、冻疮、发绀、水肿或炎症等。除特殊情况外，不要在耳垂采血。1 岁以下婴幼儿由于手指小，可自拇指、脚趾或足底内外侧边缘采血；严重烧伤者可选择皮肤完整处采血。

2. 本实验具有创伤性，必须严格按无菌技术操作，防止采血部位感染；做到一人一针一管，避免交叉感染，最好用一次性采血管。

3. 皮肤消毒后，应待乙醇挥发后再采血，否则易导致流出的血液扩散而不成滴。

4. 进出针要迅速，且伤口要有足够的深度。

5. 因第 1 滴血混有组织液，应擦去。如血流不畅，切勿用力挤压，以免造成组织液混入，影响结果的准确性。

（六）实训结果（请简述皮肤采血的心得体会）

（七）实训讨论

如何做好皮肤采血？

二、静脉采血法

（一）实训目的

掌握静脉采血的方法和无菌操作技术。

（二）实训原理

注射器刺入浅静脉后，用负压吸取所需的血量。

（三）实训用品

1. 器材：一次性静脉采血针、压脉带、垫枕、消毒棉签、真空抗凝管。

2. 试剂：碘酊、75% 乙醇。

（四）实训步骤（▣视频 6：静脉采血）

1. 选择静脉：受检者取坐位，将前臂水平伸直置于桌面垫枕上。暴露穿刺部位，选择容易固定、明显可见的肘前静脉。

2. 消毒：先用碘酊自所选静脉穿刺处从内向外、顺时针方向消毒皮肤，待碘酊挥发后，再用 75% 乙醇以同样方式脱碘，待干。

3. 捆绑压脉带：在采血部位上方捆绑压脉带（注意勿污染消毒部位），嘱受检者紧握拳头，使静脉充盈显露。

4. 穿刺、采血：左手固定受检者上臂，将针头与皮肤呈 15°~30° 快速进针，进入血管，见到回血后，再沿血管走向进针 2~3 mm，以免针头脱落，造成血液外流和污染环境。接着将采血针的试管侧针刺入试管的胶塞，由于采血管内的负压作用，血液可自动流入采血管内。

5. 止血、混匀：采血完毕，拔下采血针，用消毒棉签或棉球轻压采血点，嘱受检者压迫止血 5~10 min，直到不出血为止。拔出连接真空抗凝管的针头，并迅速将含有抗凝剂的真空抗凝管颠倒 8~10 次，使血液充分与抗凝剂混匀（颠倒时注意动作轻柔，避免溶血）。

6. 一次性器材处理：将用过的采血针丢到固定的容器内。

（五）注意事项

1. 压脉带捆绑时间最好不要超过 1 min，若捆绑时间过长，血液中的成分会向周围组织扩散，影响检测结果。

2. 有关松开压脉带的时间问题，正确的方法是当血液流入采血管时，即可松开压脉带。

3. 尽量避免在同一部位多次穿刺，因其会造成组织损伤，导致组织液混入血液中造成血液凝固。

4. 颠倒混匀时，不要剧烈振荡，以免产生溶血。

5. 如遇受检者发生晕针，应立即拔出针头，嘱其平卧，休息片刻即可恢复。必要时可用拇指按压或针刺人中、合谷等穴位，或嗅吸芳香氨酊等药物。

（六）实训结果（请简述静脉采血的心得体会）

（七）实训讨论
为什么进行静脉采血操作时压脉带捆绑的时间不宜过长？

工匠精神
"飞针"在手匠人一技，不忘初心后浪前行

　　入职检验科仅仅一年半的柳青偶然看到了一段同行技术人员"飞针"采血的视频。"如果能掌握这样出神入化的技术，既能减轻患者的痛苦，又能为患者节约时间。"柳青深受启发，思忖着如何付诸行动。尽管自己平日的采血技术已能达到"一针见血"的程度，但要达到"飞针"技术，柳青深知不易，力度、准度、速度"三度合一"才能呈现"飞针"效果，而且必须相当熟练以后才能服务于患者。"这事儿没有捷径，唯有熟能生巧。"柳青说。适逢医院年度员工体检，他利用给同事采血的每一次机会，循序渐进地练习自己的"飞针"技术。功夫不负有心人，半个月后，当一名患者体验了"飞针"技术后，情不自禁地竖起了大拇指，这给了柳青莫大的鼓励和信心。

　　柳青用他的故事诠释着："后浪魅力"——善良勇敢，无私无畏；"匠人精神"——追求极致，精益求精；上下求索，心系使命。柳青是所有医务人员的缩影，无谓"前波后浪"，医务工作者们在各自的领域不断学习、探索、钻研，他们秉持着匠人精神，秉持着"倾心为患者，德技求双馨"的服务理念，不忘初心，一往无前！

项目五　血涂片的制备与染色

（一）实训目的

掌握血涂片的制备及染色技术。

（二）实训原理

将血液制成细胞分布均匀的薄膜血涂片，用瑞氏染料染色。瑞氏染料是由酸性染料伊红和碱性染料亚甲蓝组成的复合染料。根据物理吸附及化学亲和作用，不同的细胞种类及细胞成分，对酸性及碱性染料的结合能力不同，从而使各种细胞呈现出各自的染色特点。比如：细胞中的碱性物质（如 RBC 中的血红蛋白及嗜酸性粒细胞胞质中的嗜酸性颗粒等）与酸性染料伊红结合染成红色；细胞中的酸性物质（如淋巴细胞胞质及嗜碱性粒细胞胞质中的嗜碱性颗粒等）与碱性染料亚甲蓝结合染成蓝色；中性粒细胞的中性颗粒呈等电状态，与伊红和亚甲蓝均可结合，染成淡紫红色。

（三）实训用品

1. 器材：微量吸管、载玻片、推片、香柏油、显微镜、蜡笔、吸耳球。
2. 试剂：瑞氏染液、磷酸盐缓冲液（pH 6.4~6.8）。
3. 标本：EDTA-K$_2$ 抗凝静脉血或末梢血（学生自采）。

（四）实训步骤

1. 血涂片制备：取 EDTA-K$_2$ 抗凝静脉血或末梢血 1 滴，置于载玻片一端（距右侧边缘 1.5 cm 处）。左手持载玻片，右手持推片，将推片的一端放在血滴前面，逐渐后移接触血滴，血滴即沿推片散开，然后使推片与载玻片呈 30°~45°夹角平稳向前推动至载玻片的另一端（图 5-1），玻片上便留下一均匀的薄层血膜，自然待干。（📹视频 7：血涂片的制备）

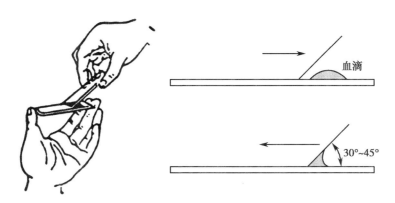

图 5-1　血涂片制备方法示意图

2. 染色

（1）用蜡笔在血膜两头划线，以防染液溢出。

（2）滴加瑞氏染液 3~5 滴，以覆盖整个血膜为度，静置 0.5~1 min。

（3）滴加等量或稍多的磷酸盐缓冲液于血膜上，并用吸耳球对准血涂片吹气，使其与瑞氏染液充分混合，室温下染色 5~10 min。

（4）平持载玻片（切忌先倒掉染液），用流水从载玻片的一侧缓缓冲去染液，待血涂片自然干燥或用滤纸吸干后，即可镜检。（■视频 8：血涂片染色）

（五）注意事项

1. 载玻片需清洁，血膜干透后才可固定染色。

2. 染色时间的长短与染液浓度、室温高低及有核细胞数量有关。染液浓度越小、室温越低、有核细胞越多，则染色所需时间越长。必要时可增加染液量或延长染色时间。

3. 染液不宜过少，以免蒸发干燥，导致染料沾着于血膜上不易冲掉。

4. 冲洗时不可先倒掉染液，应用流水从一端缓缓将染液冲去，以免染料残渣附着在血膜上。

5. 染色过深时，可用甲醇或乙醇适当脱色；染色过浅需复染时，应先用缓冲液将染液稀释好再染色。

6. 每批染液、缓冲液均需试染，以便掌握好染色时间及加缓冲液的比例。

7. 观察结果时，应先在低倍镜下观察血涂片厚薄及染色情况。血涂片染色质量不佳的可能原因及其纠正措施，见表 5-1 所列。

表 5-1　血涂片染色质量不佳的可能原因及其纠正措施

染色效果	可能原因	纠正措施
偏深	染色时间过长、冲洗时间过短	可用水冲洗或浸泡一定时间；也可用甲醇脱色
偏淡	染色时间过短、冲洗时间过长	复染。应先加缓冲液，后加染液；或加染液与缓冲液的混合液；不可先加染液
偏蓝	涂片过厚、染色环境偏碱性、用新玻片、稀释染液重复使用、贮存染液暴露于阳光	更换缓冲液；用含 1% 硼酸的 95% 乙醇溶液冲洗 2 次，用中性蒸馏水冲洗待干；保证染液质量良好；规范操作
偏红	染色环境偏酸性、贮存染液质量不佳、涂片干燥前加封片	更换缓冲液；保证染液质量良好；规范操作
染料颗粒沉积	染料沉淀、染液未过滤、涂片过脏	用甲醇冲洗 2 次，并立即用水冲净甲醇，待干后复染
蓝色背景	固定不当、涂片未固定贮存过久、使用肝素抗凝剂	注意涂片的固定；使用 EDTA 抗凝静脉血

（六）实训结果（请简述血涂片制备与染色的心得体会）

（七）实训讨论

1. 良好的血涂片应具备哪些特点？
2. 如何制备一张合格的血涂片？

临床案例

一份外周血涂片，提示血常规检验异常结果

某日，常规大批量血常规检验审核工作正在有序进行中，突然，一份嗜酸性、嗜碱性粒细胞均飘红的血常规检验结果进入检验人员的视野。血液分析仪显示：粒系计数增高明显，嗜酸性、嗜碱性粒细胞计数偏高，散点图异常以及轻度贫血均触发检验科血常规复检规则，随后行手工推片镜检。

外周血涂片：白细胞总数增高，出现各阶段粒细胞，以中幼粒细胞及以下各期粒细胞增多为主，原始粒细胞17%，嗜酸性、嗜碱性粒细胞易见，且细胞内没有中毒颗粒、空泡等毒性反应，同时可见有核红细胞，高度怀疑为慢性粒细胞白血病，镜下外周血涂片中原始粒细胞、中晚幼粒细胞、嗜碱性粒细胞易见。

检验人员带着疑虑马上电话联系临床医生，了解患者情况。通过与临床医生沟通得知，原来患者十余年前已在上级医院确诊为慢性粒细胞白血病，病情一直稳定，最近患者突然出现虚弱、体重下降等不适状况，遂来医院复查血常规。

作为一名合格的检验人员，不仅仅要完成样本检测，更重要的是需要以镜检为金标准，充分利用各种科学技术手段，对检验结果进行分析解读，寻找蛛丝马迹，就初步检查结果结合患者疾病特点，提出检验的专业意见，建议进一步检查的方向，从而使患者受益。

血液一般检验技术

学习情境描述

　　血液一般检验俗称"血常规"，是血液检验项目中最基础及最常用的检验，也是临床检验工作者必须掌握的基本知识和技能，其主要包括血液常规检验（白细胞计数与分类、红细胞计数、血红蛋白测定、血小板计数、血细胞比容测定等）、网织红细胞计数、红细胞沉降率测定等。

　　血液一般检验不仅可提供诊断各种血液系统疾病的主要依据，而且对全身其他组织器官疾病的诊断和鉴别诊断也能提供许多重要信息。

项目六　白细胞检查

一、白细胞计数

（一）实训目的

掌握显微镜法白细胞计数的原理及方法。

（二）实训原理

　　用白细胞稀释液将血液稀释一定的倍数，同时破坏溶解红细胞。将稀释的血液注入改良牛鲍计数板，在显微镜下计数一定体积内的白细胞数，经换算即可求出每升血液中的白细胞数量。

（三）实训用品

1. 器材：显微镜、改良牛鲍计数板、试管、刻度吸管、微量吸管。

2. 试剂：白细胞稀释液。

3. 标本：EDTA-K$_2$抗凝静脉血或末梢血。

（四）实训步骤（▶视频1：白细胞计数）

1. 加稀释液：用刻度吸管吸取白细胞稀释液 0.38 ml 加入小试管中。

2. 吸取血液：用微量吸管吸取抗凝静脉血或末梢血 20 μl，擦去管尖及外部余血。将微量吸管插入小试管中白细胞稀释液的底部，轻轻放出血液，并吸取上层白细胞稀释液清洗吸管

2~3 次。

3. 混匀：将试管中血液与稀释液混匀，待细胞悬液完全变为棕褐色。

4. 充池：再次将小试管中的细胞悬液混匀。用微量吸管吸取适量细胞悬液，充入改良牛鲍计数板的计数池中，室温下静置 2~3 min，待白细胞完全下沉。

5. 计数：在低倍镜下计数四角 4 个大方格内的白细胞总数（📷图 6-1）。

6. 计算

$$白细胞 /L = \frac{N}{4} \times 10 \times 20 \times 10^6 = \frac{N}{20} \times 10^9 /L$$

式中：N 表示 4 个大方格内的白细胞总数；"÷4"指每个大方格的白细胞平均数；"×10"指将 1 个大方格内白细胞数换算成 1 μl 血液内的白细胞数；"×20"指血液的稀释倍数；"×10⁶"指由 1 μl 换算成 1 L。

7. 报告方式：X.X×10⁹/L。

（五）参考区间

成年人：（4~10）×10⁹/L。

2 岁以上儿童：（5~12）×10⁹/L。

6 个月 ~2 岁幼儿：（11~12）×10⁹/L。

新生儿：（15~20）×10⁹/L。

（六）注意事项

1. 稀释用刻度吸管、微量吸管、改良牛鲍计数板均为计量工具，使用前需经过严格的校正，否则将直接影响计数结果的准确性。

2. 使用标本可为由静脉穿刺采取的新鲜全血，也可为静脉末梢血。采集末梢血时，应注意采血部位不得有冻疮、水肿、发绀、炎症等，以免标本失去代表性；同时也应注意不能过度挤压，以免组织液混入引起血液凝固或造成计数结果不准确。

3. 充池前应适当用力、快速振荡白细胞悬液 30 s，使其充分混匀，但应注意勿产生过多气泡而影响计数。

4. 在充池时，如充液不足、液体外溢、断续充液，或产生气泡、充液后移动盖玻片等，均会使细胞分布不均匀，造成计数结果不准确。

5. 计数池内的细胞分布应均匀，一般情况下，白细胞总数在正常范围内时，各大方格间的细胞数不得相差 8 个以上，两次重复计数误差不超过 10%。若相差太大，应重新充池计数。

6. 计数各大、小方格内的压线细胞时，遵循"数上不数下，数左不数右"的原则。

7. 当白细胞数量过多（> 15×10⁹/L）时，可采用增加稀释倍数的方法，如采血 20 μl 加入到 0.78 ml 稀释液中，也可适当减少采血量，如采血 10 μl 加入到 0.39 ml 稀释液中。当白细胞数量过少（< 3×10⁹/L）时，可采用扩大计数范围的方法，如计数 8 个或 9 个大方格；也可采用缩小稀释倍数的方法，如采血 40 μl 加入到 0.36 ml 稀释液中。

8. 白细胞稀释液不能破坏有核红细胞，对于某些疾病如溶血性贫血，外周血中可出现大量有核红细胞，计数时与白细胞一同被计数而使白细胞计数结果偏高，此时应计算校正后白细胞数（公式中的有核红细胞数是指分类 100 个白细胞时所见到的有核红细胞数）。

$$校正后白细胞数 /L = \frac{100}{100 + 有核红细胞数} \times 校正前白细胞数$$

（七）实训结果

1. 吸取白细胞稀释液量：　　　　ml	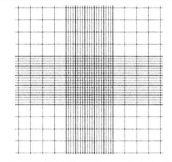
2. 采血量：　　　μl	
3. 白细胞计数情况：分别记录 4 个大方格中的白细胞数，并将白细胞数标记在右图相应的大方格上	
4. 记录 4 个大方格中的白细胞总数：　　　个	
5. 白细胞总数（请写出计算过程，并注明单位）：	牛鲍计数板低倍镜下 9 个大方格

（八）实训讨论

某血液标本手工计数白细胞为 13.0×10^9/L，在进行白细胞分类计数时，分类 100 个白细胞过程中见到有核红细胞 30 个，该标本的白细胞计数结果应该如何处理？

专业前沿

当前的微型机器人大多只能到达可以观察到或相对容易接近的组织中（例如胃肠道）。如何使微型机器人克服黏滞力，到达体内深处，并在人体复杂环境中实现精准操控，是靶向药物精准输送研究面临的重大挑战。

白细胞是血液中唯一有活跃移动能力的细胞，能够进入血管周围组织内，并在其中游走。受此启发，德国马克斯·普朗克智能系统研究所的科学家以白细胞为模型，成功开发出一款微型机器人，其大小、形状和活动性与白细胞相似，在实验室模拟血管的环境下，可以携带抗癌药物，在人工操纵下较快地进行有目的的运动。

该机器人直径约 8 μm，由微小的玻璃颗粒组成，由镍金材料制成的磁性纳米膜覆盖在球形微型机器人的一侧，可以发现癌细胞的特殊分子并作为癌症药物附着在另一侧。在模拟血管中，研究人员成功操纵微型机器人快速运动，运动速度可达每秒 600 μm，大约是其体长的 76 倍。

二、白细胞分类计数

（一）实训目的

掌握显微镜外周血白细胞分类计数的方法及各种白细胞的正常形态。

（二）实训原理

将血液制成细胞分布均匀的血涂片，用瑞氏染液染色，根据各类细胞的形态特点和颜色差异将白细胞进行分类并计数。通常分类 100 个白细胞，计算得出各种白细胞所占的百分率。

（三）实训用品

1. 器材：显微镜、细胞分类计数器、香柏油、擦镜纸、醇醚混合液。

2. 试剂：瑞氏染液、磷酸盐缓冲液。

3. 标本：制备良好的血涂片。

（四）实训步骤（▣视频 2：白细胞分类计数）

1. 染色：将血涂片用瑞氏染液染色，冲洗干净，自然干燥后待用。

2. 低倍镜观察：低倍镜下观察全片，包括白细胞分布和染色情况。

3. 油镜观察：选择血涂片体、尾交界处细胞分布均匀、着色良好的区域，滴加香柏油 1 滴，按一定的方向顺序对所见的每一个白细胞进行分类（各种白细胞形态特征见▢文件 1：外周血正常白细胞形态），并用白细胞分类计数器做好记录，共计数 100 个白细胞。

4. 计算：求出各类细胞所占的百分率。

5. 报告方式：百分率（%）。

（五）参考区间

正常成人外周血白细胞分类计数参考区间见表 6-1。

表 6-1 正常成人外周血白细胞分类计数参考区间

白细胞类型	比值	百分率（%）	绝对值（×10⁹/L）
中性杆状核粒细胞（Nst）	0.01~0.05	1~5	0.04~0.50
中性分叶核粒细胞（Nsg）	0.05~0.70	50~70	2.00~7.00
嗜酸性粒细胞（E）	0.005~0.050	0.5~5	0.05~0.50
嗜碱性粒细胞（B）	0~0.01	0~1	0~0.10
淋巴细胞（L）	0.20~0.40	20~40	0.80~4.00
单核细胞（M）	0.03~0.08	3~8	0.12~0.80

（六）注意事项

1. 由于各种白细胞体积大小不等，在血涂片中分布不均匀，一般体积较小的淋巴细胞在血涂片的头、体部较多，而尾部和两侧以中性粒细胞和单核细胞较多，异常大的细胞常在片尾末端出现。一般认为细胞在片头至片尾的 3/4 区域（体尾交界处）分布较为均匀，因此分类时最好选择血涂片体、尾交界处。

2. 分类时要有秩序地、按一定方向连续以"城垛式"方式（图 6-2）进行，既不重复亦不遗漏，避免主观选择视野。

3. 分类计数结果的记录也可采用手工画"正"字或"++++"的方法。

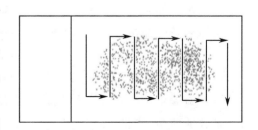

图 6-2 "城垛式"方式移动玻片

4. 白细胞总数在（3~15）×10⁹/L 范围内时，分类计数 100 个白细胞；当总数 > 15×10⁹/L 时，应分类计数 200 个白细胞；而当总数 < 3×10⁹/L 时，则应选择两张血涂片计数 50~100 个白细胞。

5. 分类中如见血涂片上有有核红细胞，应逐个计数，但不计入 100 个白细胞内，以分类 100 个白细胞过程中见到有核红细胞个数来报告，并应注明其所属阶段。分类中还应注意观察成熟红细胞、血小板的形态、染色及其分类和分布情况，注意有无寄生虫（如疟原虫）及其他异常所见。

（七）实训结果

白细胞类型	个数	百分率（%）
中性杆状核粒细胞（Nst）		
中性分叶核粒细胞（Nsg）		
嗜酸性粒细胞（E）		
嗜碱性粒细胞（B）		
淋巴细胞（L）		
单核细胞（M）		
小 计		

（八）实训讨论

白细胞分类计数时为何选择血涂片体、尾交界处？

临床案例

王先生 1 岁多的女儿，发热、咳嗽了十多天，抗生素没少用，但是孩子病情一直不见好转，无奈之下，王先生带着女儿来到医院就诊。医生给孩子安排了血常规检查以及血细胞形态学检查。王先生就有些纳闷儿了，做血常规检查不就行了吗？为什么还要做血细胞形态学检查？难道是"过度医疗"？那什么又是血细胞形态学检查呢？带着这些疑问，我们来看新闻报道"到底什么是血细胞形态学检查"一探究竟（视频链接：https://m.163.com/v/video/VLIM54T2B.html）。

三、嗜酸性粒细胞直接计数

（一）实训目的

掌握嗜酸性粒细胞直接计数的方法、原理和临床意义，进一步熟悉改良牛鲍计数板的使用。

（二）实训原理

用嗜酸性粒细胞稀释液，破坏 RBC 和部分其他白细胞，并将血液稀释至一定倍数，同时将嗜酸性粒细胞染色，计算出一定体积内嗜酸性粒细胞的数量，经过换算得出每升血液中的嗜酸性粒细胞数。

（三）实训用品

1. 器材：显微镜、改良牛鲍计数板、试管、刻度吸管、微量吸管。

2. 试剂：嗜酸性粒细胞稀释液（如伊红 - 丙酮稀释液、Hinkelman 稀释液等）。

3. 标本：EDTA-K$_2$ 抗凝静脉血或末梢血。

（四）实训步骤（▶视频 4：嗜酸性粒细胞计数）

1. 加稀释液：吸取嗜酸性粒细胞稀释液 0.38 ml 加入小试管中。

2. 吸取血液：用微量吸管吸取抗凝静脉血或末梢血 20 μl，擦去管尖外部余血。将吸管插入小试管稀释液的底部，轻轻放出血液，并吸取上层稀释液清洗吸管 2~3 次。

3. 混匀：将试管中的血液与稀释液混匀，待细胞完全溶解。

4. 充池：再次将小试管中的细胞悬液混匀。用微量吸管吸取适量细胞悬液，充入改良牛鲍计数板的 2 个计数池中，室温下静置 3~5 min。

5. 计数：低倍镜下计数 2 个计数池共 10 个大方格内的嗜酸性粒细胞数量。

6. 计算：

$$\text{嗜酸性粒细胞 /L} = \frac{N}{10} \times 10 \times 20 \times 10^6 = 0.02N \times 10^9/\text{L}$$

式中：N 表示 10 个大方格内的嗜酸性粒细胞总数；"÷10"指每个大方格内的嗜酸性粒细胞平均数；"×10"指将 1 个大方格内嗜酸性粒细胞数换算成 1 μl 血液内的细胞数；"×20"指血液的稀释倍数；"×10^6"指由 1 μl 换算成 1 L。

7. 报告方式：X.XX×10^9/L。

（五）参考区间

（0.05~0.50）×10^9/L。

（六）注意事项

1. 凡能引起白细胞计数误差的因素，在计数嗜酸性粒细胞时均应注意。若嗜酸性粒细胞过少，应增加计数面积。

2. 计数应在 1 h 内完成，若时间过长，嗜酸性粒细胞会被逐渐溶解，造成结果偏低或不易辨认。

3. 注意与残留的中性粒细胞相区别（嗜酸性粒细胞镜下形态见📷图 6-3 和图 6-4），以免造成结果偏高。中性粒细胞一般不着色或着色较浅，其颗粒较细小。

4. 将血液加入稀释液后应立即混匀，否则易致血液凝固和细胞聚集。因嗜酸性粒细胞易破碎，振荡不宜太猛烈。若使用含甘油的稀释液，因甘油会造成液体黏稠度增加，可增加振荡次数、延长振荡混匀时间。

（七）实训结果

1. 吸取嗜酸性粒细胞稀释液量：　　　　ml	
2. 采血量：　　　μl	
3. 嗜酸性粒细胞计数情况：分别记录 2 个计数池内 10 个大方格内的嗜酸性粒细胞数，并将嗜酸性粒细胞数标记在右图相应的大方格上	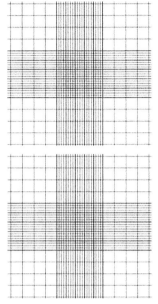
4. 记录 10 个大方格内嗜酸性粒细胞的总数：　　　个	
5. 嗜酸性粒细胞总数（请写出计算过程，并注明单位）：	

牛鲍计数板低倍镜下 2 个计数池

（八）实训讨论

简述嗜酸性粒细胞稀释液中各种成分的作用。

临床案例

重度嗜酸性粒细胞升高，当心是癌症！

患者，女，50 岁，血常规 WBC $13.28×10^9$/L，嗜酸性粒细胞绝对值 $8.34×10^9$/L，嗜酸性粒细胞百分数 62.81%。查阅患者入院的各项检验结果，3 个月前，患者血常规检验结果：WBC $8.15×10^9$/L，嗜酸性粒细胞绝对值 $1.03×10^9$/L，嗜酸性粒细胞百分数 12.60%。

查阅患者病历，自诉 8 年前无意中发现左上臂出现肿物，当时无明显症状，未予特殊处理。因肿物逐渐增大，入院治疗。行左上臂肿物切除，术后病理检查提示：左上臂软组织恶性肿瘤——未分化多形性肉瘤，患者要求到上级医院进一步治疗。3 个月后，再次以主诉"发现左肘肿物 8 年，左肘肉瘤术后 3 个月，化疗后 1 月余"入院。因化疗效果有限，现为放疗而入院治疗。

医生排除了钩虫感染的情况，那么是什么原因导致患者 3 个月内嗜酸性粒细胞异常升高的？带着这些疑问，我们一起来进行案例分析。（案例具体分析见 📷 图 6-5）

项目七　红细胞检查

一、红细胞计数

（一）实训目的
掌握显微镜红细胞计数的方法。

（二）实训原理
用等渗稀释液将血液稀释一定倍数，充入改良牛鲍计数板的计数池后，在显微镜下计数一定体积内的红细胞数量，经换算求出每升血液中的红细胞数量。

（三）实训用品
1. 器材：显微镜、改良牛鲍计数板、试管、微量吸管、刻度吸管。

2. 试剂：红细胞稀释液。

3. 标本：EDTA-K_2 抗凝静脉血或末梢血。

（四）实训步骤（视频 5：红细胞计数）
1. 加稀释液：取小试管 1 支，加红细胞稀释液 2 ml。

2. 吸取血液：用清洁干燥的微量吸管吸取抗凝静脉血或末梢血 10 μl，擦去管尖及外部余血。将吸管插入小试管稀释液的底部，轻轻放出血液，并吸取上层稀释液清洗吸管 2~3 次。

3. 混匀：将试管中的血液与稀释液混匀。

4. 充池：混匀后用微量吸管吸取适量细胞悬液，并将细胞悬液充入计数池内，室温下平放 2~3 min，待细胞下沉后于显微镜下计数。

5. 计数：用高倍镜依次计数中央大方格内 4 角和正中央 5 个中方格内的红细胞数（图 7-1）。

6. 计算

$$红细胞数 /L \approx \frac{N}{5} \times 25 \times 10 \times 200 \times 10^6 = N \times 10^{10} = \frac{N}{100} \times 10^{12}/L$$

式中：N 表示 5 个中方格内的红细胞总数；"$\div 5$"指每个中方格内的红细胞平均数；"$\times 25$"指将 1 个中方格内的红细胞数换算成 1 个大方格内的红细胞数；"$\times 10$"指将 1 个大方格内的红细胞数换算成 1 μl 血液内的细胞数；"$\times 200$"指血液的稀释倍数；"$\times 10^6$"指由 1 μl 换算成 1 L。

7. 报告方式：$X.X \times 10^{12}/L$。

（五）参考区间
成年男性：（4.0~5.5）$\times 10^{12}/L$。

成年女性：（3.5~5.0）$\times 10^{12}/L$。

新生儿：（6.0~7.0）$\times 10^{12}/L$。

（六）注意事项
1. 采血应顺利、准确，采血部位不得有水肿、发绀、冻疮、炎症等。红细胞数量明显增高时可适当加大稀释倍数。

2. 红细胞稀释液应等渗、新鲜、无杂质。使用前应过滤，以免杂质、微粒被误认成细胞。如无红细胞稀释液，也可用新鲜配制的等渗盐水代替。

3. 大小方格内压线细胞的计数遵循"数上不数下，数左不数右"的原则，避免多数或漏数。

4. 将细胞悬液充入计数池时要一次完成，不能产生满溢、气泡或充池不足的现象。

5. 红细胞在计数池中若分布不均匀要重新充池计数，参考区间数值内，2 次红细胞计数相差不能超过 5%。

6. 因红细胞稀释液不破坏白细胞，经红细胞稀释液处理后，白细胞和红细胞同时存在，通常红细胞计数时已包含白细胞。一般情况下，外周血中白细胞数仅为红细胞的 1/500~1/1000，白细胞数量在正常范围时，对红细胞的影响可忽略不计，但如果白细胞含量过高（$> 100 \times 10^9$/L），则应对计数结果进行校正：①实际 RBC= 计数所得 RBC–WBC。②在高倍镜下计数时，不计数白细胞。白细胞体积比正常红细胞大，中央无凹陷，无草黄色折光，可隐约见到细胞核。但在外周血中出现有核红细胞时，则难以区别。

（七）实训结果

1. 吸取红细胞稀释液量： ml	
2. 采血量： μl	
3. 红细胞计数情况：分别记录 5 个中方格内的红细胞数，并将红细胞数标记在右图相应的中方格上	
4. 记录 5 个中方格内的红细胞总数： 个	牛鲍计数板高倍镜下中央大方格
5. 红细胞总数（请写出计算过程，并注明单位）：	

（八）实训讨论

某一血液标本 RBC 3.4×10^{12}/L、WBC 200×10^9/L，其 RBC 结果是否可靠？为什么？如何校正？

二、血红蛋白测定

（一）实训目的

掌握氰化高铁血红蛋白（HiCN）测定方法的原理、操作和注意事项。

（二）实训原理

在血红蛋白转化液中，除硫化血红蛋白（SHB）外，其余血红蛋白均可被高铁氰化钾氧化成高铁血红蛋白，再与氰离子结合，生成稳定的复合物氰化高铁血红蛋白（HiCN）。棕红色的氰化高铁血红蛋白在波长 540 nm 处有吸收峰，可用校准的高精度分光光度计进行直接定量测定，或用 HiCN 参考液进行比色法测定，根据标本的吸光度即可求出血红蛋白浓度。

（三）实训用品

1. 器材：一次性消毒采血针、微量吸管、试管、5 ml 移液管、75% 乙醇棉球、无菌干棉球、分光光度计。

2. 试剂：HiCN 转化液（文齐液）。

3. 标本：EDTA-K$_2$ 抗凝静脉血或末梢血。

（四）实训步骤（▣视频6：血红蛋白测定）

1. 直接定量测定

（1）加转化液：在试管内加入 5 ml HiCN 转化液。

（2）采血与转化：取全血 20 μl，加到盛有转化液的试管底部，用上清液反复冲洗吸管 2~3 次，使血液与转化液充分混合，静置 5 min。

（3）测定：以符合 WHO 标准的分光光度计，在波长 540 nm 处、光径 1.000 cm 时，用 HiCN 转化液或蒸馏水调零，测定标本的吸光度（A）。

（4）计算：根据标本的吸光度直接计算出血红蛋白浓度（g/L）。

$$血红蛋白（g/L）=A \times \frac{64\,458}{44\,000} \times 251 = A \times 367.7$$

式中：A 表示 540 nm 处测定管的吸光度；64 458 为目前国际公认的血红蛋白平均相对分子量；44 000 为 1965 年国际血液学标准化委员会（ICSH）公认的血红蛋白摩尔消化系数；251 为稀释倍数。

（5）报告方式：XXX g/L。

2. HiCN 标准液比色法测定

（1）标准曲线绘制和 K 值计算：用 HiCN 标准液倍比稀释后（50 g/L、100 g/L、150 g/L、200 g/L），在所用的分光光度计 540 nm 处分别测得各种稀释度下的实际吸光度（A），以标准品血红蛋白含量为横坐标、吸光度（A）为纵坐标，绘制标准曲线。查标准曲线即可得到血红蛋白浓度，也可求出换算常数 K，计算公式如下：

$$K = \frac{50\,g/L + 100\,g/L + 150\,g/L + 200\,g/L}{A_1 + A_2 + A_3 + A_4}$$

（2）比色：标本的血红蛋白转化和比色同直接定量测定法，得到标本的吸光度（A）。

（3）计算：通过标准曲线查出待测样本的血红蛋白浓度，或用 K 值来计算血红蛋白浓度，即 Hb（g/L）$= K \times A$。

（4）报告方式：XXX g/L。

（五）参考区间

成年男性：（130~175）g/L（WS/T 405—2012）。

成年女性：（115~150）g/L（WS/T 405—2012）。

新生儿：（180~190）g/L。

（六）注意事项

1. 血红蛋白的测定方法很多，但无论采用何种方法，都必须以 HiCN 法为标准，绘制标准曲线。标准曲线或 K 值应定期检查，并与分光光度计相配。

2. 标准微量吸管必须经过水银称重法校正。加液量必须准确，血液与转化液充分混匀。

3. HiCN 转化液应置于棕色瓶中保存于 4 ℃冰箱内，不能贮存在白色瓶、塑料瓶中，否则会使 CN^- 丢失，导致测定结果偏低。

4. HiCN 转化液中氰化钾是剧毒品，配制转化液时要按剧毒品管理程序操作。配制好的 HiCN 转化液中因氰化钾含量低，同时又有高铁氰化钾存在，因此毒性不是很大。若进入人体，高铁氰化钾氧化血红蛋白，生成高铁血红蛋白，后者结合 CN^-，可起到一定的解毒作用，但仍应妥善保管。测定后的废液不能与酸性溶液混合，因为氰化钾遇酸可产生剧毒的氰氢酸气体。为防止氰化钾污染环境，应将比色测定后的废液收集于广口瓶中，每升 HiCN 废液加次氯酸钠溶液（安替福民）40 ml，充分混匀，敞开容器，置于室温 3 h 以上。待 CN^- 氧化成 CO_2 和 N_2 挥发后再排入下水道。

5. 仪器要求：HiCN 测定法可通过分光光度计比色直接求出血红蛋白浓度，因此分光光度计的波长和光程必须准确、灵敏度高、线性好、无杂光，带宽应小于 1 nm，当比色杯光径为 1.00 cm 时，测定温度为 20~25℃，否则会影响结果准确性。故仪器的校正是测定的关键。

（七）实训结果（请记录整个测定和计算过程）

（八）实训讨论

分别测得 HiCN 标准液 50 g/L、100 g/L、150 g/L、200 g/L 在 540 nm 处吸光度为 0.13、0.27、0.42、0.53，标本的吸光度为 0.38。先求出 K 值，再计算出标本的血红蛋白浓度。

三、血细胞比容测定

（一）实训目的

掌握血细胞比容温氏法测定原理及方法。

（二）实训原理

利用血液中不同的有形成分比密的差异，将定量的抗凝血以一定的速度和时间离心后，血液中有形成分相互分层，读取压实红细胞层在全血中所占体积的百分比，即为血细胞比容。

（三）实训用品

1. 器材

（1）水平离心机：相对离心力（RCF）在 2264 g 以上。

（2）细长毛细滴管：长约 12 cm，口径不大于 2 mm（图 7-2）。

（3）温氏管：平底厚壁玻璃管，长 110 mm，内径 3 mm，容积约为 1 ml。管上标有 0~100 mm 刻度，分刻度值为 1 mm，其读数一侧由下而上，供测定血细胞比容用；另一侧读数由上而下，供红细胞沉降率测定用（图 7-2）。

2. 标本：新鲜 EDTA-K$_2$ 或肝素钠抗凝静脉血。

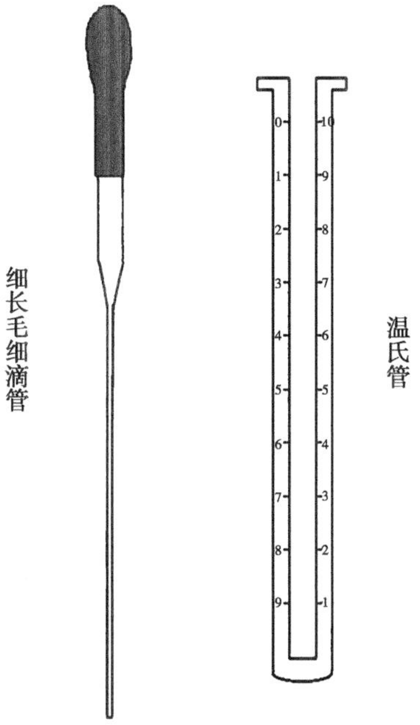

（四）实训步骤

1. 准备抗凝血：静脉采血 2 ml，立即注入抗凝管中，混匀。

2. 加标本：用细长毛细滴管吸取混匀的抗凝血，插入温氏管底部，然后将血液缓缓注入，边放血边上提滴管，直到血液平面与刻度"10"平行为止，并用橡胶塞塞紧管口。

图 7-2　细长毛细滴管和温氏管

3. 离心：将加好标本的温氏管置于离心机中，以相对离心力 2264 g（即有效半径 22.5 cm，3000 r/min）离心 30 min。读取压实红细胞层柱高的毫米数，然后再以同样速度离心 10 min，至红细胞层高度不再下降为止。离心后血液分为 5 层，从上至下依次是：血浆层（淡黄色）、血小板层（乳白色）、白细胞和有核细胞层（灰红色）、还原红细胞层（暗红色）、带氧红细胞层（鲜红色）（图 7-3）。

4. 读取结果：读取以还原红细胞层为准的红细胞柱高的毫米数，乘以 0.01 报告，即为 HCT。

5. 报告方式：0.XX（L/L）。

（五）参考区间

成年男性：0.40~0.50（L/L）。

成年女性：0.35~0.45（L/L）。

儿童：0.33~0.42（L/L）。

新生儿：0.47~0.67（L/L）。

（六）注意事项

1. 器材：所用器材必须清洁、干燥，以防溶血。

2. 抗凝剂：抗凝剂的量要准确，并与血液充分混匀，防止血液稀释、凝固。

3. 采血：以空腹采血为好，采血应顺利，若静脉压迫时间过长（超过 2 min）会引起血液淤积与浓缩，所以当针刺入血管见回血后，应立即除去压脉带再抽血，以防 HCT 增加。采血后应及时测定，最好不超过 3 h。

4. 加标本：抗凝血在注入温氏管前应反复轻微振荡，使 Hb 与氧充分接触，在注入温氏管时，要避免产生气泡。

5. 离心：离心条件要恒定，因红细胞压缩程度受相对离心力大小和离心时间的影响较大。要求 RCF 为 2264 g，离心 30 min，RCF=1.118×10^{-5}× 有效离心半径（cm）× 转速（r/min）^{2}。有效离心半径是指从离心机的轴心到红细胞层中心的距离（cm）。若有效离心半径不足或转速不足，均可使 RCF 降低，必须适当延长离心时间或提高离心速度加以校正。

（七）实训结果

血细胞比容测定：_____。

（八）实训讨论

用温氏法测定血细胞比容，在加标本时，如何避免产生气泡？

四、网织红细胞计数

（一）实训目的

掌握网织红细胞计数试管法的原理、操作方法及注意事项。

（二）实训原理

网织红细胞的胞质内残存少量核蛋白体和核糖核酸等嗜碱性物质，在活体染色时可被煌焦油蓝或新亚甲蓝染成蓝色网状或颗粒状结构，可与完全成熟的红细胞相区别。

（三）实训用品

1. 器材：显微镜、擦镜纸、试管、玻片。

2. 试剂：10 g/L 煌焦油蓝生理盐水溶液、香柏油、醇醚混合液。

3. 标本：EDTA-K$_2$ 抗凝静脉血或末梢血。

（四）实训步骤（▶视频 7：网织红细胞计数）

1. 加染液：于小试管中加入 10 g/L 煌焦油蓝生理盐水溶液 2 滴，再加入新鲜全血或末梢血 2 滴，立即混匀，于室温下静置 15~20 min。

2. 制备涂片：取混匀染色血 1 小滴制成薄血涂片，自然干燥。

3. 观察：在低倍镜下浏览全片，观察涂片、染色和细胞分布情况，选择红细胞分布均匀、无重叠、染色良好的部位（常在涂片体尾交界处），滴加香柏油后再用油镜进行观察。

4. 计数：在油镜下计数至少 1000 个红细胞中的网织红细胞数（网织红细胞的镜下形态见 📷图 7-4 和图 7-5）。

5. 计算

$$网织红细胞百分数 = \frac{计数 1000 个红细胞中的网织红细胞数}{1000} \times 100\%$$

$$网织红细胞绝对值（网织红细胞 /L）= 红细胞 /L \times 网织红细胞百分数$$

6. 报告方式

网织红细胞百分数：X.X%。

网织红细胞绝对值：XX×10⁹/L。

（五）参考区间

1. 百分数：成年和儿童 0.5%~1.5%；新生儿 2.0%~6.0%。

2. 绝对值：成年和儿童（24~84）×10⁹/L。

（六）注意事项

1. 标本：标本要新鲜采集，由于网织红细胞在体外仍可继续成熟，其数量会随着保存时间延长而递减，故标本采集后应尽快送检，在 4 h 内检查，4℃环境下可延长至 8 h。

2. 染色比例：染液与血液的比例以 1：1 为宜，如患者贫血严重也可适当增加血液量。

3. 染色时间和温度：加入血液后需充分混匀，染色时间不能过短；建议 37℃温浴较好。为防止水分蒸发，可用胶塞塞紧试管口。

4. 染料配制前必须过滤，放置保存过程中防止沉淀产生，以免影响计数结果。

5. 涂片制备：取染色后的血液时应充分混匀，最好制备 2 张涂片。血涂片要薄而均匀，红细胞无重叠、分布均匀。

6. 显微镜计数：①计数部位选择：选择红细胞分布均匀、网织红细胞染色较好的部位计数，但网织红细胞较成熟红细胞的体积稍大，多分布在涂片的尾部和两侧，尾部最多，头部最少，体部介于两者之间，故检查时应巡视整个血涂片中网织红细胞分布概况，并兼顾血涂片的边缘及尾部。②避免重复计数：检查时沿载玻片长轴，以"弓"字形轨道移动视野，取多个区域计数网织红细胞，尽量使其具有代表性。③计数细胞数量：常规计数法至少计数 1000 个红细胞，为便于计数，可使用米勒窥盘或采用缩视野方法进行计数。

（七）实训结果

1. 网织红细胞百分数：_____。

2. 网织红细胞绝对值：_____。

（八）实训讨论

请简述手工法网织红细胞活体染色染料的优缺点。

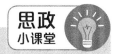

科学故事

网织红细胞的发现

大约在 1865 年，Wilhelm. H. Erb 医师在贫血患者的血涂片上发现了红细胞中的颗粒，并用苦味酸显示了它们，从而发现了这种红细胞中的特殊结构，并将其描述为红细胞从有核状态到成熟前的过渡期细胞。而后 Erhich 用亚甲蓝对血液进行活体染色，制成血涂片后在显微镜下发现了红细胞内的网状结构，将其称为网织红细胞，并建立了网织红细胞活体染色和显微镜检查法。一个多世纪以来，网织红细胞的测定在贫血的诊断、疗效估计、鉴别诊断等方面起到了重要的作用。

五、红细胞沉降率测定

（一）实训目的

掌握魏氏法红细胞沉降率测定的原理及操作方法。

（二）实训原理

将一定量的枸橼酸钠抗凝全血置于特制血沉管中，直立于特制血沉架上 1 h 后，读取红细胞下沉后血浆的高度。

（三）实训用品

1. 器材：魏氏血沉管、血沉架（📷图 7-6）、吸管、试管、吸耳球。

2. 试剂：109 mmol/L 枸橼酸钠溶液。

3. 标本：新鲜全血。

（四）实训步骤（▶视频 8：红细胞沉降率测定）

1. 采血

（1）普通采血：采取静脉血 1.6 ml，加入含 109 mmol/L 枸橼酸钠 0.4 ml 的试管中，混匀。

（2）真空采血：按真空采血法准确采血至标志刻度，混匀。

2. 装血沉管：用血沉管吸入混匀全血至刻度"0"处，拭去管外余血。

3. 立血沉管：将血沉管直立于血沉架上。

4. 读数：室温下静置 1 h 后，准确读取红细胞下沉后暴露出的血浆段高度，即为红细胞沉降率。

5. 报告方式：XX mm/h。

（五）参考区间

成年男性：0~15 mm/h。

成年女性：0~20 mm/h。

（六）注意事项

1. 采血时间：建议清晨空腹采集静脉血。

2. 器材：魏氏血沉管应符合 ICSH 标定规格（全长 300 mm，两端相通，表面有规范的 200 mm 刻度的无色、平头、正圆柱形玻璃或塑料制品，管内径 2.55 mm，外径 5.5 mm，管壁刻度的最小分度值 1mm）。血沉架要平稳。血沉管、注射器、试管均应保持清洁、干燥，以免溶血。

3. 试剂：使用分析纯枸橼酸钠抗凝剂，配制时浓度应准确，配制完成后液体不混浊、无沉淀，保存期为 2 周。

4. 标本：血液和抗凝剂体积比为 4:1。标本加入到含抗凝剂的试管后要充分混匀，混匀方法和力度适宜，不要产生气泡，防止溶血。标本采集后应立即送检，采血后 3 h 内完成实验。如标本有凝块、溶血等现象，应拒收标本或在检验申请单上注明。如不能按时测定，将标本置于 4℃冰箱冷藏，可延长至 6 h 内测定完毕，但测定时应将血液标本恢复至 18~25℃。

5. 操作

（1）吸取血液：避免产生气泡，刻度准确，管外余血要擦拭干净。

（2）立血沉管：血沉管应严格垂直放置，防止血液外漏或形成气溶胶影响测定结果。如果血沉管倾斜，红细胞将沿一侧管壁下沉，血浆则沿另一侧管壁上升，因此红细胞下降时受到的阻力减小，沉降速度可大大加快（血沉管倾斜 3°时，沉降率可增加 30%）。血沉架应避免直接光照、移动和振动。

（3）读数：在规定时间内读数，读数方法正确。

（4）结果报告：测定室温要求为 18~25℃，且稳定在 ±1℃。室温过高时，血沉加快，应查血沉温度校正表进行温度校正后再报告结果（图 7-7）。室温过低时血沉减慢，无法校正。

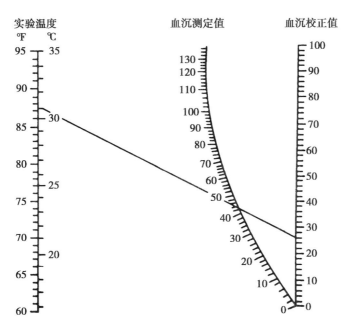

图 7-7　血沉温度校正表

（七）实训结果

血沉结果：＿＿＿＿＿＿＿＿。

（八）实训讨论

某受检者血液标本在室温 28℃条件下，测得红细胞沉降率为 20 mm/h，此结果是否可靠？为什么？应如何校正？

项目八　血小板计数

（一）实训目的

掌握血小板显微镜计数法的原理、操作方法和注意事项。

（二）实训原理

血液经稀释液按一定比例稀释和破坏红细胞后，经混匀充入血细胞计数板内，在显微镜下计数一定范围内的血小板数量，经过换算求出每升血液中血小板的数量。

（三）实训用品

1. 器材：显微镜、改良牛鲍计数板、刻度吸管、微量吸管、吸耳球、无菌干棉球、乙醇棉球、擦镜纸。

2. 试剂：10 g/L 草酸铵稀释液（草酸铵 10 g，EDTA-Na$_2$ 0.12 g 溶于 1000 ml 蒸馏水中，混匀）。

3. 标本：EDTA-K$_2$ 抗凝静脉血或末梢血。

（四）实训步骤（⊡视频9：血小板计数）

1. 加稀释液：准确吸取 10 g/L 草酸铵稀释液 0.38 ml，置于清洁小试管中。

2. 采血与稀释：常规末梢采血，使血液自然流出，擦去第 1 滴血，准确取血 20 μl，或取 EDTA-K$_2$ 抗凝静脉血 20 μl，置于含有草酸铵的稀释液中，立即充分混匀。

3. 充池：取混匀的血小板悬液 1 滴充入改良牛鲍计数板内，静置 10~15 min，使血小板充分下沉。空气干燥的季节应将计数板置于湿盒内。

4. 计数：用高倍镜计数血细胞计数板中央大方格内的四角和中央共 5 个中方格内的血小板数量。

5. 计算

$$血小板数/L = N \times 5 \times 10 \times 20 \times 10^6 = N \times 10^9/L$$

式中：N 表示 5 个中方格内的血小板数；"×5"指将 5 个中方格内的血小板数换算成 1 个大方格内的血小板数；"×10"指将 1 个大方格内的血小板数换算成 1 μl 血液内的血小板数；"×20"指血液的稀释倍数；"×10^6"指由 1 μl 换算成 1 L。

6. 报告方式：XXX×10^9/L。

（五）参考区间

（125~350）×10^9/L。

（六）注意事项

1. 器材：所有器材必须洁净、无污染，计量器材必须标准化。

2. 试剂：定期检查草酸铵稀释液的质量，稀释液要清洁，无细菌、尘埃等污染。存放时间较长时应过滤后再使用。

3. 操作

（1）采血：毛细血管采血时，针刺应达 3 mm 深，使血液流畅。拭去第 1 滴血后立即采血，以防血小板聚集和破坏。如果同时做白细胞和血小板计数，应先采血做血小板计数。

（2）混匀：血液加入血小板稀释液内要充分混匀，但不可过度振荡，以免导致血小板破坏和聚集。

（3）充池：由于血小板体积小、比重轻，在血小板悬液充入血细胞计数板后需要静置 10~15 min，待血小板完全下沉后再计数。但应注意保持湿度，避免水分蒸发而影响计数结果。

（4）计数：计数时光线不可过强，注意有微折光性的血小板与尘埃等的鉴别。同时要注意附着在血细胞旁的血小板，不要漏数（高倍镜下血小板形态见 ◉ 图 8-1）。应掌握好计数时间，在 1 h 内计数完毕，否则会导致结果偏低。

4. 受检者：检查前，受检者应避免服用含有阿司匹林及其他抗血小板的药物。

（七）实训结果

1. 吸取血小板稀释液量： ml	
2. 采血量： μl	
3. 血小板计数情况：分别记录 5 个中方格内的血小板数，并将血小板数标记在右图相应的中方格内	
4. 记录 5 个中方格内的血小板总数： 个	
5. 血小板总数（请写出计算过程，并注明单位）：	牛鲍计数板高倍镜下中央大方格

（八）实训讨论

用显微镜法进行血小板计数时，镜下血小板有何形态特点？如何与尘埃等其他成分进行鉴别？

思政 小课堂

榜样力量

"中国血小板之父"

中国工程院院士阮长耿 1964 年 6 月从北京大学毕业后，被分配到当时的苏州医学院，跟随我国著名血液学专家陈悦书教授，从事血液病研究。1979 年，阮长耿被公派前往法国学习 2 年。20 世纪 70 年代，法国是全世界血液学研究的最前沿阵地。阮长耿赴法国学习期间的导师，正是被称为"世界血小板之父"的雅克·刚教授。留学期间，阮长耿发现了国际上第一株抗人血小板单克隆抗体，随后他开始进行单克隆抗体的研究。回国后，阮长耿继续在这一领域钻研，并制备出中国自己的单克隆抗体。在他的不懈努力下，1983 年 10 月，我国第一组"抗人血小板膜糖蛋白单克隆抗体"在简陋的科研环境下诞生。之后，越来越多的血小板单克隆抗体先后问世。由于在血小板领域的突出成就，1997 年，阮长耿被评为中国工程院院士。他曾两次获得法国国家功绩勋章，2015 年，荣获首届世界华人血栓与止血大会"终身成就奖"，并被称为"中国血小板之父"。2018 年，在阮长耿的牵头推进下，我国首次在血液病领域设立国家临床医学研究中心。

阮长耿教育他的学生们应当接过老一辈人手中的事业棒，热爱事业，秉持严谨、求实、创新的敬业精神，为民族创新、科技进步添砖加瓦，为实现伟大的"中国梦"做出更大的贡献。让我们跟随新闻报导，一起来领略阮院士的风采。（视频链接：https://m.163.com/v/video/VWME101FH.html）

项目九　血细胞分析仪的使用和结果分析

一、三分群血细胞分析仪的使用和结果分析

（一）实训目的

掌握三分群血细胞分析仪的工作原理、操作方法、结果分析、注意事项及参数的临床应用。

（二）实训原理

以电阻抗型仪器为例。

1. 细胞计数：定量血液经等渗电解质溶液（稀释液）按一定比例稀释，由于血细胞具有相对非导电性质，当悬浮在电解质溶液中的血细胞通过仪器的计数微孔时，可引起小孔内、外电压的变化，形成与血细胞数量相当、体积大小相应的脉冲信号。经计算机处理后得到各类血细胞数量，并根据体积大小间接区分出细胞群和各种细胞的体积分布直方图。

2. 血红蛋白（Hb）测定：大多数仪器采用十二烷基硫酸钠-Hb（SDS-Hb）法测定血红蛋白。被稀释的血液中加入溶血转化液后释放出血红蛋白，与其中的十二烷基硫酸钠（SDS）结合形成血红蛋白衍生物，特定波长下测定的光密度值大小与液体中血红蛋白的含量成正比，通过计算得出全血中血红蛋白浓度。SDS-Hb与HiCN吸收光谱相似，能满足实验的精确性、准确性要求。

3. 白细胞分群：在标本中加入特定的溶血剂，红细胞溶血的同时使白细胞膜表面产生小孔，细胞失水而皱缩，皱缩后的细胞大小是细胞核与胞质中颗粒成分及细胞膜的总和，并使各种类型白细胞之间的体积差异增大，便于各种白细胞的分群。血细胞分析仪根据改造后细胞体积的大小，将体积范围为35~450 fl的白细胞分成大、中、小三个群体，并显示出体积分布直方图（表9-1，图9-1）。根据各群面积占总体面积的比例，计算出白细胞各亚群的百分比和绝对值。

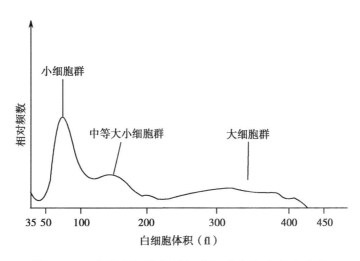

图9-1　三分群血细胞分析仪白细胞体积分布直方图

表 9-1　电阻抗型血细胞分析仪的白细胞三分群特性

细胞群（区）	体积（fl）	主要细胞	脱水后特点
小细胞群（区）	35~90	淋巴细胞	单个核细胞，核小，无颗粒或偶有颗粒，细胞小
中等大小细胞群（区）	90~160	单核细胞、嗜酸性粒细胞、嗜碱性粒细胞、幼稚细胞	单个核细胞或核分叶少，颗粒细小、稀疏，细胞中等大小
大细胞群（区）	>160	中性粒细胞	核分叶多，颗粒多，细胞大

4. 参数　通过计算得出（表 9-2）。

表 9-2　电阻抗型血细胞分析仪计算参数

参数英文缩写	参数中文名称	测定原理或计算公式	报告单位
HCT	血细胞比容	RBC×MCV	% 或 L/L
MCH	平均红细胞血红蛋白含量	HGB/RBC	pg
MCHC	平均红细胞血红蛋白浓度	HGB/HCT	g/L
RDW	红细胞体积分布宽度	红细胞体积变化的 CV 值	%（CV），fl（SD）
HDW	血红蛋白浓度分布范围，用 SD 表示	红细胞内 Hb 变化的标准差	g/L
PCT	血小板比容	PLT×MPV	% 或 L/L
PDW	血小板体积分布宽度	血小板体积变化的 CV 值	%
PLCR	体积≥12 fl 的血小板比率	≥12 fl 的血小板数 / 血小板总数	%

（三）实训用品

1. 器材：全自动或半自动三分群血细胞分析仪。

2. 试剂：血细胞分析仪配套试剂及全血质控物等。

3. 标本：EDTA-K_2 抗凝静脉血或末梢血。

（四）实训步骤

1. 标本采集：静脉采血用 EDTA-K_2 抗凝，将血液与抗凝剂充分混匀后静置于室温静待检测，同时制备血涂片 1 张备用。静脉采血困难者可采集毛细血管血，加入微量抗凝管内立即混匀，防止血液凝固。

2. 仪器准备：开机前检查电源连接、废液瓶等装置连接、试剂等，启动 UPS 电源开关。再启动血细胞分析仪开关，仪器完成自检程序。仪器自检通过时，空白计数应该达到仪器的要求。

3. 质控物检测：配套质控物从冰箱取出后室温放置平衡 15~30 min，轻轻充分混匀后在血细胞分析仪上检测。其结果在控，才能检测标本。如结果失控，应及时查找失控原因并纠正后，才能继续检测标本，并填写失控报告。将质控结果保存于质控文件内，绘制出质控图。

4. 标本检测：严格按照仪器标准操作程序（SOP）进行标本检测。

5. 结果报告

（1）参数：①白细胞参数包括 WBC 总数，大、中、小三群细胞的百分比和绝对值。②红细胞参数包括红细胞、血红蛋白的各类定量参数。③血小板参数包括数量、体积等。

（2）直方图：RBC、WBC 和 PLT 直方图。

（3）报警：如果标本有异常，包括数量、分类以及仪器故障，仪器出现相应符号或"flag"提示，应参阅每台仪器的说明书。

（4）报告：根据各项参数的检测结果、细胞直方图、报警提示信息与临床诊断等，综合分析是否可以直接发出检验报告，或必须经过显微镜计数和涂片复查后才能发出。

6. 关机：标本检测结束后，进行仪器清洁保养，并按照正常关机程序关机。

（五）注意事项

1. 仪器的检测环境要求：血细胞分析仪属于精密仪器，仪器应有良好的接地装置、稳压装置，防电磁，防尘。室内温度应保持在18~25℃，相对湿度应该小于80%。

2. 试剂要求：应该使用在有效期内的配套试剂。对于非配套试剂或自配试剂，使用前必须进行比对试验，结果有可比性时才能使用。

3. 标本要求：采血应该顺利，使用EDTA盐抗凝剂抗凝，充分抗凝以保证血液标本内无小凝块。特殊标本处理：EDTA依赖性假性血小板减少症的标本可选用枸橼酸盐抗凝剂抗凝；有冷凝集现象的标本，可放置于37℃水浴30 min，立即混匀后上机检测。标本应于4 h内在血细胞分析仪上测试完毕，其间血液标本于室温放置，不宜在冰箱保存，因为低温会使血小板计数值降低。

4. 检测要求：严格按照仪器标准操作程序（SOP）进行标本检测，尤其应该确保标本无小凝块、纤维蛋白丝，并对标本编号及充分混匀（人工混匀方法为颠倒180°露底轻轻混匀5~8次）后，才能上机检测。

5. 质量控制要求：开展室内质控，定期参加室间质评或实验室间能力比对试验。室内质控频度至少每天1次，标本量大的实验室可依一定标本量增加质控次数。否则，一旦血细胞分析仪出现问题，将可能造成整批标本结果错误。

6. 结果报告要求：建立规范化的危急值报告制度，实验室根据临床情况对"白细胞、血小板和血红蛋白"3个危急值项目设立危急界限。当实验结果达到危急界限时，在确保仪器正常、质控在控、标本合格等前提下，立即向临床报告并做好记录。

7. 重视实验室生物安全与环境安全：将所有标本都视为传染源，对"高危"标本（如HIV阳性标本）要注明标识，做好自身安全防护工作；按要求处理检测后的血液标本和废弃物；定期处理废液，防止废液溢出废液瓶，如果溶血剂中含有氰化物，废液必须经次氯酸处理后，才能排放。

8. 结果分析

（1）白细胞结果：白细胞直方图仅能作为"正常"和"异常"标本的初筛和提示，并无诊断意义。分析白细胞直方图还有助于判断WBC计数是否受到其他因素的干扰和影响，如红细胞破坏不完全、血小板聚集成团等，此时会造成WBC值假性偏高。根据仪器原理，白细胞三分群仅是粗略分类，识别的是"改造"以后的细胞，不能与外周血真实的白细胞相吻合，因此，三分群血细胞分析仪的白细胞分群结果不能等同于白细胞分类。白细胞分类须进行人工镜检，同时注意观察细胞形态变化。

1）正常白细胞直方图（图9-2）。

2）中性粒细胞比例减低的白细胞直方图特征是淋巴细胞峰面积明显增大，中性粒细胞峰面积明显减小（图9-3A）。

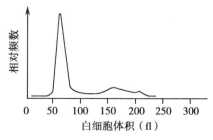

图9-2　正常白细胞直方图

3）中性粒细胞比例增高的白细胞直方图特征是中性粒细胞峰面积明显增大，淋巴细胞峰面积明显减小（图 9-3B）。

4）单个核细胞比例增高的白细胞直方图特征是直方图上 90~160 fl 区域出现一个明显的细胞峰面积（图 9-3C），说明存在幼稚细胞。

5）慢性粒细胞白血病的图形特征是在直方图上单个核细胞区和中性粒细胞区（90~350 fl）出现一个高大的细胞峰面积（图 9-3D）。

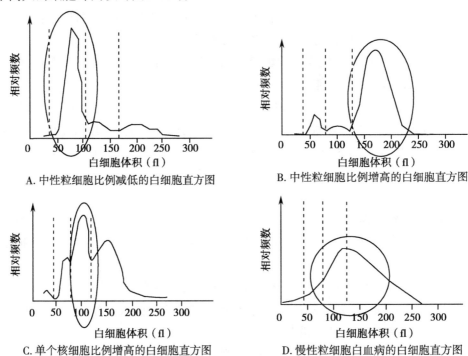

图 9-3　各类异常白细胞直方图

（2）红细胞结果：红细胞检测结果有助于分析红细胞性质、状态和红细胞疾病的诊断。①MCV 和 RDW：将两个参数相结合作为贫血的分类依据，可将贫血分为 6 种类型（表 9-3）。②红细胞直方图：有助于贫血的诊断（如缺铁性贫血、巨幼细胞贫血和铁粒幼细胞性贫血）及疗效观察。分析红细胞直方图时应注意观察直方图峰的位置、峰底开口宽度、峰顶形状及有无双峰现象。③红细胞参数和直方图不能完全代替显微镜下对红细胞形态和细胞内容物的观察。

表 9-3　贫血的 RDW 和 MCV 分类

MCV	RDW	分类	意义
减低	正常	小细胞均一性	轻型 β- 珠蛋白生成障碍性贫血
	增高	小细胞不均一性	缺铁性贫血
正常	正常	正细胞均一性	慢性病性贫血、再生障碍性贫血、白血病
	增高	正细胞不均一性	骨髓纤维化、铁粒幼细胞性贫血
增高	正常	大细胞均一性	MDS、再生障碍性贫血
	增高	大细胞不均一性	巨幼细胞贫血、恶性贫血

（3）血小板结果：血小板参数对判断血小板成熟度、骨髓产生血小板能力和血小板相关疾病的诊断有一定帮助。①MPV：其参考区间随血小板数目不同而有规律地变化，原则上呈负相关趋

势，即血小板数量越少，MPV 参考区间的数值越大。由于 MPV 参考区间不固定，PCT 的参考区间也不固定，这些参考区间的确定需结合 PLT 数目多少考虑。MPV 与 PDW 联合检测的临床意义见表9-4。②血小板直方图：有助于 PLT 计数的质量控制，如血小板聚集、小红细胞或细胞碎片干扰等（图9-4）。对于异常血小板直方图的标本，一定要通过显微镜镜检分析原因。因抗凝不当引起的血小板聚集，要重新采集标本测定。

表9-4　PDW 与 MPV 检测的临床意义

PDW	MPV	临床意义
增高	正常	原发性免疫性血小板增多症、反应性血小板增多症
减低	减低	巨幼细胞贫血
增高	增高	粒细胞白血病、原发性免疫性血小板减少症
减低	增高	再生障碍性贫血

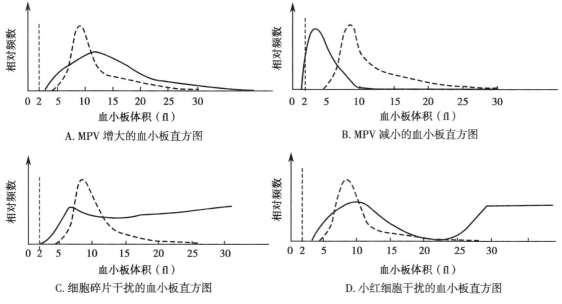

A. MPV 增大的血小板直方图

B. MPV 减小的血小板直方图

C. 细胞碎片干扰的血小板直方图

D. 小红细胞干扰的血小板直方图

图 9-4　各类血小板直方图

二、五分类型血细胞分析仪的使用和结果分析

（一）实训目的

掌握五分类型血细胞分析仪的工作原理、操作步骤及结果分析。

（二）实训原理

1. 细胞计数及体积测定：同三分群血细胞分析仪。

2. 血红蛋白测定：同三分群血细胞分析仪。

3. 白细胞五分类计数：不同型号的仪器所采用的技术不尽相同，但目的都是尽可能精确地将五种类型白细胞分离开。

4. 网织红细胞计数与分类：荧光染料（如吖啶橙、哌若宁 -Y、噻唑橙等）能与网织红细胞内的 RNA 结合，单个细胞流通过特定波长的检测激光束时发出荧光，根据发出荧光细胞的数量可精确测定网织红细胞占成熟红细胞的百分比（RET%）。用激发的荧光强度（反映细胞内 RNA 的含量）和前向散射光强度（反映细胞大小）分别作为 X 轴和 γ 轴两个变量描记二维坐标散点图，由此坐标区分出标本中 PLT、RBC 和 RET 的区域。根据荧光强度可将网织红细胞分成低荧光强度网织红细胞（LFR）、中荧光强度网织红细胞（MFR）和高荧光强度网织红细胞（HFR）3 类。

（三）实训用品

1. 器材：全自动五分类型血细胞分析仪。

2. 试剂：血细胞分析仪配套试剂等。

3. 标本：EDTA-K$_2$ 抗凝静脉血。

（四）实训步骤（▣视频 11：血细胞分析仪分布图及临床应用）

开机准备、质控品测定、标本测定的操作基本同三分群血细胞分析仪。五分类型血细胞分析仪的报告内容更加丰富，白细胞分类图形显示为更直观的散点图，有些仪器还能显示网织红细胞参数和分类图形。

（五）注意事项

1. 结果分析

（1）白细胞：①五分类型血细胞分析仪的检测结果也只能当作一种过筛手段，不能取代手工显微镜下分类。应根据 Berend Houwen 等血液检验专家提出的显微镜复检的 41 条建议性标准，结合自身情况修订并执行。②白细胞分类散点图：不同型号血细胞分析仪所用技术、试剂、测试细胞的组合方式均不一致，所绘出的散点图也有差别，但与直方图相比，散点图可更为明确地提示某类细胞的比例变化或有无异常细胞出现，进而可在显微镜检查中投入较多精力注意这些变化，或在体检人群中筛选是否需要进一步做血涂片检查。

（2）红细胞：①直方图同三分群仪器。②网织红细胞：血细胞分析仪根据荧光强度，更加细致地将网织红细胞分为 LFR、MFR、HFR 三部分，越早期的网织红细胞显示荧光越强，完全成熟红细胞则没有荧光。

（3）血小板：直方图同三分群仪器。

2. 其他注意事项同三分群血细胞分析仪。

（六）实训结果（请将所测定的结果打印粘贴下来）

（七）实训讨论

1. 三分群、五分类型血细胞分析仪的白细胞分类异同点有哪些？

2. 血细胞分析仪标本保存条件有什么要求？并说明原因。

历史回顾

　　1947 年，美国科学家库尔特（W.H.Coulter）发明了用电阻法计数粒子的专利技术；1953 年，Coulter 成功研制出世界上第一台电阻抗法血细胞分析仪，开创了血细胞计数从完全的手工法到自动化的新纪元；1962 年，我国第一台血细胞分析仪在上海研制成功，到 20 世纪 60 年代末，以库尔特原理为基础的各种类型血细胞分析仪应运而生并被广泛应用，除可进行血细胞计数外，还可以同时测定血红蛋白；20 世纪 70 年代，开发出了以激光鞘流技术为基础的各类血细胞分析仪，增加了血小板计数的测定；20 世纪 80 年代推出了双通道仪器，并相继开发了白细胞三分群、红细胞体积分布宽度及血小板平均体积等项目；20 世纪 90 年代又开发出了白细胞五分类、网织红细胞计数、幼稚细胞及淋巴细胞亚群分析等指标的血细胞分析仪，为血细胞计数仪开创了新的领域，并进一步发展成为血细胞分析流水线。

学习情境三

血型与输血检验技术

📖 **学习情境描述**

　　输血是临床抢救危重患者的一种重要治疗手段，而输血前检验是确保输血质量和安全的根本措施。

　　作为检验工作者，不仅需要熟练掌握临床常见血型与输血检验技术的原理、操作方法和注意事项，还需要熟悉不同检测方法的优缺点以及引起血型判定不准确的各种原因，以期能够胜任未来的工作岗位，为临床输血工作"保驾护航"。

项目十　ABO血型鉴定

一、盐水介质法

（一）实训目的

　　掌握盐水介质法ABO血型鉴定试验（正、反定型）的原理、操作方法、结果判断和注意事项。

（二）实训原理

　　1. 正定型：在室温条件下，用已知的IgM标准血清与受检者红细胞悬液反应，根据红细胞是否出现凝集现象来测定被检红细胞膜上有无与血型抗体相对应的抗原，从而判断和鉴定受检者的血型。

　　2. 反定型：用已知的标准A、B、O型红细胞与受检者血清（血浆）反应，若出现凝集现象，则证明受检者血清（血浆）中存在与该红细胞抗原相对应的天然IgM类血型抗体，以此反证受检者红细胞上抗原的型别。

（三）实训用品

　　1. 器材：小试管、尖滴管、载玻片、离心机、记号笔、蜡笔、显微镜。

　　2. 试剂：生理盐水、标准抗A和抗B试剂（单克隆抗体）、2%~5%的A、B及O型标准红细胞悬液。

　　3. 标本：受检者血浆、受检者5%红细胞悬液。

（四）实训步骤

1. 试管法（▣视频1：ABO 血型正定型试管法）

（1）正定型

1）标本制备：①分离血浆：取标本，编号，以 2500 r/min 离心 3 min，取上层血浆于第一支试管中，标记，备用。②洗涤红细胞：加入 1~2 倍体积的生理盐水于上述压积红细胞管中，混匀，洗涤，同上离心，弃去上清液。重复洗涤 2~3 次，末次洗涤后的上清液应清亮并完全弃去。③制备 5% 红细胞悬液：取第二支小试管，加入 1 滴洗涤后的压积红细胞和 19 滴生理盐水，混匀，此即为 5% 红细胞悬液，标记。

2）标记试管：另取 2 支小试管，分别标记抗 A、抗 B。

3）加抗体：分别悬空垂直滴加抗 A、抗 B 抗体各 1 滴于相应标记的试管中。

4）加待检红细胞悬液：分别悬空垂直滴加待检者 5% 红细胞悬液 1 滴于各试管中，轻轻混匀。

5）离心：以 2500 r/min，离心 15 s。

6）观察结果：取出试管，先观察上清液有无溶血，再观察有无凝集及凝集强度（必要时使用显微镜观察）。红细胞凝集强度判断标准见表 10-1 和图 10-1。

表 10-1　红细胞凝集强度的判断标准

凝集程度	判断标准
++++	红细胞凝集成一大块，血清清晰透明
+++	红细胞凝集成数小块，血清尚清晰
++	红细胞凝块分散成许多小块，周围可见到游离红细胞
+	肉眼可见大颗粒，周围有较多的游离红细胞
±	镜下可见数个红细胞凝集在一起，周围有很多游离红细胞
MF	镜下可见少数红细胞凝集，而绝大多数红细胞仍呈分散分布
阴性	镜下未见细胞凝集，红细胞均匀分布

注：玻片法凝集强度结果判断标准相同。MF：混合外观凝集。

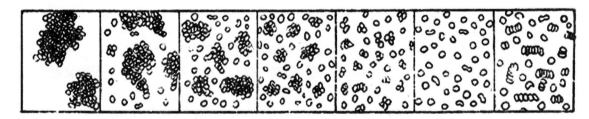

图 10-1　红细胞凝集强度结果判断标准

图片从左到右依次对应表 10-1 中自上而下的凝集程度

（2）反定型（▣视频2：ABO 血型反定型试管法）

1）标记试管：取 3 支小试管，分别标记 Ac、Bc 和 Oc。

2）加血浆：于各试管中分别加 1 滴受检者血浆。

3）加红细胞悬液：每管分别加入 1 滴和标记相对应血型的标准红细胞悬液，轻轻混匀。

4）离心：以 2500 r/min，离心 15 s（或按试剂说明书要求）。

5）观察结果：同正定型。

（3）判断结果：结合正、反定型结果，受检者红细胞 ABO 血型判断标准见表 10-2。

表10-2　ABO 血型正、反定型结果判定

正定型（标准血清 + 受检者红细胞）		受检者血型	反定型（标准红细胞 + 受检者血清）		
抗 A	抗 B		A 型红细胞	B 型红细胞	O 型红细胞
+	−	A	−	+	−
−	+	B	+	−	−
+	+	AB	−	−	−
−	−	O	+	+	−

注："+"为凝集或溶血；"−"为不凝集。

（4）报告结果：红细胞 ABO 血型鉴定为_____型（盐水介质试管法）。

2. 玻片法（正定型）（▶视频 3：ABO 血型正定型玻片法）

（1）制备 5% 红细胞悬液：同试管法。

（2）标记：取洁净的载玻片或白瓷板 1 块，用蜡笔划成两个方格，标记抗 A、抗 B。

（3）加标准抗血清：在玻片或白瓷板已标记的区域内分别滴加 1 滴相应的抗 A、抗 B 标准抗血清。

（4）加红细胞悬液：在上述滴加标准抗血清试剂的小格中分别滴加受检者 5% 红细胞悬液各 1 滴。

（5）观察结果：室温下，将玻片或白瓷板不断轻轻转动，使血清与红细胞充分混匀，持续 1~5 min，观察有无凝集反应。结果可疑时用低倍镜观察，或用试管法重新试验。

（6）判断结果：同试管法，按表 10-2 判断血型结果。

（7）报告结果：红细胞 ABO 血型鉴定为_____型（盐水介质玻片法）。

（五）注意事项

1. 标准血清质量应符合要求，用后应放置于 2~6℃冰箱保存，以免被细菌污染。

2. 试剂红细胞以 3 个健康者同型新鲜红细胞混合，用生理盐水洗涤 3 次，以去除存在于血清中的抗体及可溶性抗原。

3. 试管、滴管和玻片必须清洁、干燥，防止溶血。试管、玻片等严格标记，器材摆放有序。

4. 操作应按规定进行，一般应先加血清，然后加红细胞悬液，以便于核实是否漏加血清。

5. 离心时间不宜过长或过短，速度不宜过快或过慢，以防假阳性或假阴性结果。

6. 观察时应注意区别真假凝集。玻片法操作时注意防止悬液干涸，避免将玻片边缘干涸的红细胞凝集误认为抗原抗体反应凝集；反应时间不得少于 10 min，否则较弱的凝集不易出现，会造成假阴性；注意观察有无溶血，溶血与凝集的意义相同，溶血表明有抗原抗体反应存在，必须高度重视。

7. 判断结果后应仔细核对、记录，避免笔误。

（六）实训结果

ABO 血型鉴定（盐水介质试管法正定型）：　　　　　型

ABO 血型鉴定（盐水介质试管法反定型）：　　　　　型

ABO 血型鉴定（盐水介质玻片法正定型）：　　　　　型

（七）实训讨论

简述 ABO 血型鉴定正、反定型结果不一致的原因及解决方法。

二、微柱凝胶血型卡法

（一）实训目的

掌握微柱凝胶血型卡法鉴定 ABO 血型的原理、操作方法、结果判断和注意事项。

（二）实训原理

凝胶具有分子筛效应和亲和效应，在微柱凝胶介质中红细胞抗原与相应抗体结合，经低速离心，凝集的红细胞悬浮在凝胶上层，而未与抗体结合的红细胞则沉于凝胶底部（管底尖部），具体见📷图 10-2 微柱凝胶血型卡法原理示意图。实验在透明塑料卡上的凝胶管中进行。根据不同需要采用中性凝胶、特异性凝胶或抗人球蛋白凝胶。实验结果可用肉眼观察，也可用血型分析仪进行分析。

（三）实训用品

1. 器材：微量加样器、一次性吸头、微柱凝胶卡专用水平离心机、记号笔。

2. 试剂：特异性微柱凝胶卡（含特异性抗体，如抗 A、抗 B、抗 D，可用于血型抗原检测）、生理盐水。

3. 标本：抗凝全血。

（四）实训步骤（📹视频 4：微柱凝胶血型卡法 ABO 血型鉴定）

1. 配制红细胞悬液：按试剂说明书要求，将受检者红细胞（不用洗涤）配成 2%~3% 生理盐水悬液。

2. 标记、加红细胞悬液：用记号笔在微柱凝胶卡上标记标本号。按试剂卡说明书要求，用微量加样器在标有抗 A、抗 B、抗 D 的微柱反应管内加一定量待检的红细胞悬液。

3. 离心：按试剂卡说明书要求，立即水平离心 1000 r/min，10 min 后观察结果。

4. 观察结果：取出微柱凝胶卡，肉眼观察。①阳性：凝集块在凝胶上或凝胶中；②阴性：细胞沉淀均在管底。

5. 判断结果：根据📷图 10-3、表 10-3 判断血型结果。

6. 报告结果：红细胞 ABO 血型鉴定为_____型（微柱凝胶血型卡法）。

表10-3　红细胞凝集反应微柱凝集反应凝集强度的判断标准

凝集程度	判断标准
++++	红细胞全部在凝胶柱的上面凝集，并形成一个环形带
+++	发生凝集的大部分红细胞位于凝胶柱上半部分，少部分位于凝胶柱中部
++	发生凝集的大部分红细胞位于凝胶柱中部，柱的底部也可见到少量红细胞
+	大部分凝集红细胞在凝胶柱的底部形成一个粗制而非平整的红细胞凝集带，凝胶柱上方有少量红细胞
±	少数凝集的红细胞位于凝胶柱上面，而绝大多数红细胞沉于柱底部
d.p	对某特异性抗体，同时存在阴性与阳性细胞，而发生混合反应
Hemo	凝胶柱中液体出现明显红色，即溶血反应
阴性	所有红细胞穿过凝胶颗粒间隙，沉积在柱的底部

（五）注意事项

1. 血清标本：应完全去除纤维蛋白，在血型血清学鉴定试验中，血浆标本建议用EDTA-K_2或枸橼酸盐抗凝。标本应新鲜（血液采集后2~6℃可保存7天），避免被细菌污染或红细胞破碎引起假阳性。红细胞浓度按说明书要求。

2. 离心机选择：一般使用微柱凝胶卡专用水平离心机。因为水平转子离心机离心力和微柱凝胶中红细胞离心力是同一方向（同轴线），这样阳性结果的红细胞抗原抗体凝集复合物不偏向凝胶表面一侧和胶中一侧；阴性结果的红细胞不偏向管底一侧而沉淀于微柱凝胶管底尖部。而角式离心机由于其离心力和微柱凝胶中红细胞离心力轴向不一致，可能造成凝集复合物偏向一侧，特别是阴性结果位于管底一侧，而不是管底尖部，易造成弱阳性假象。

3. 操作：每种微柱凝胶卡分为反应腔和凝胶分离柱两部分。要先向反应腔内加红细胞，后加血清或抗体。红细胞抗原抗体在凝胶介质中反应，未凝集的红细胞通过离心后沉降于管底。红细胞抗原与相应的完全抗体结合离心后仍滞留在胶上或胶中；或红细胞抗原与相应的不完全抗体结合后（成致敏红细胞），与凝胶中的抗人球蛋白形成凝集块，离心后也滞留在胶上或胶中。

4. 离心：为了应用不同离心半径和不同离心机（水平转子）进行凝胶试验，应通过试验设定每台离心机的最佳时间和速度。

5. 方法学评价：微柱凝胶试验比传统的玻片和试管液体介质中的凝集试验更准确、更敏感、更简单，且客观性好，结果可较长期保存。其中凝胶微管抗人球蛋白试验可省去传统的抗人球蛋白试验的复杂洗涤红细胞的过程，使试验更简单和规范、结果更易判定。

（六）实训结果

ABO血型鉴定（微柱凝胶血型卡法正定型）：　　　　　型

（七）实训讨论

简述微柱凝胶血型卡法ABO血型鉴定的优点。

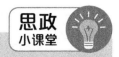

科学故事

血型的由来

19世纪，英国的妇产科医生布伦德尔通过人与人之间的输血试验，挽救了一位大量失血的产妇，这是人与人之间输血成功的第一个案例。但是在这之后仍然有很多患者在输血后死亡，只有少数患者病情得到了改善。此时一些学者就产生了疑问：为什么同样是输血，有人得到了救治，有人却死亡了？随后，科学家们进行了大量的研究。20世纪，奥地利著名医学家兰德斯坦纳（Landsteiner）通过试验发现，当不同个体的红细胞遇到同一种血清时，有的会出现凝集，有的则不会凝集，并最终发现了A、B、O三种血型。随着试验的进一步深入，兰德斯坦纳又发现了AB血型。这一重要发现为临床输血奠定了理论基础，兰德斯坦纳也因此于1930年被授予诺贝尔生理学或医学奖。

项目十一　Rh血型鉴定

（一）实训目的

掌握微柱凝胶血型卡法 Rh 血型鉴定的原理、操作方法、结果判断和注意事项。

（二）实训原理

同 ABO 血型微柱凝胶血型卡法鉴定。

（三）实训用品

1. 器材：微量加样器、一次性吸头、微柱凝胶卡专用水平离心机、记号笔。
2. 试剂：特异性微柱凝胶卡、生理盐水。
3. 标本：抗凝全血。

（四）实训步骤

见项目十　ABO 血型鉴定（微柱凝胶血型卡法）。

（五）注意事项

1. 检测卡若在冰箱储存，使用前须在室内放置 5~10 min 平衡至室温。
2. 撕开微柱凝胶卡锡纸膜时，注意避免各微柱间特异性抗体试剂的交叉污染。
3. 严格遵循离心力和离心时间要求。离心速度过快、离心时间过长均易造成假阴性结果。
4. 由于试剂生产厂家、批号不同等因素，红细胞浓度、吸取样品的量及离心条件等环节要求有所差异，以试剂说明书为准。

（六）实训结果

红细胞 Rh 血型鉴定 D 抗原_____性（微柱凝胶血型卡法）。

（七）实训讨论

Rh 血型系统是否有必要做反定型？

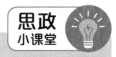

临床案例

　　患者男，37 岁，因右上腹持续性钝痛 3 天到某院外科门诊就诊，并行相关检查。门诊医师开检验单查患者血常规及血型，当时报告血型为"B"型 Rh 阳性。肝彩超检查发现肝区实质性占位病变，血 AFP > 400 mg/L。次日患者确诊为"原发性肝癌"，收治入外一科计划择期手术，需备用同型 RBC 2U，住院医师复查血型，发现患者为"B"型 Rh 阴性，再次复查血型证实为"B"型 Rh 阴性。当时因无此种库存血，无法立即为患者提供血源。经过 1 天的预约，在市中心血站取回同型 RBC 2U 输给患者。术后 2 周又从省中心血站取回同型 RBC 2U 输给患者。

　　通过上述案例，你认为做好血型鉴定工作需要具备哪些品质？

项目十二 交叉配血试验

（一）实训目的

掌握盐水介质交叉配血试验的原理、操作方法和注意事项。

（二）实训原理

天然 IgM 类血型抗体与对应红细胞抗原相遇，在室温盐水介质中会出现凝集反应，离心后观察受血者血清与供血者红细胞、受血者红细胞与供血者血清之间有无凝集现象，从而判断供血者、受血者之间有无 ABO 血型不合。

（三）实训用品

1. 器材：离心机、显微镜、小试管、记号笔、尖滴管。
2. 试剂：生理盐水。
3. 标本：受血者和供血者静脉血。

（四）实训步骤

1. 准备受血者标本

（1）分离血浆：取受血者标本，2500 r/min 离心 3~5 min，分离血浆，标记。

（2）配制红细胞悬液：配制受血者 2%~5% 红细胞悬液，标记。

2. 准备供血者标本

（1）分离血浆：取供血者标本，2500 r/min 离心 3~5 min，分离血浆，标记。

（2）配制红细胞悬液：配制供血者 2%~5% 红细胞悬液，标记。

3. 交叉配血

（1）标记：取小试管 2 支，分别标明主侧、次侧。

（2）加血浆：主侧管加受血者血浆 1 滴，次侧管加供血者血浆 1 滴。

（3）加红细胞悬液：主侧管加供血者红细胞悬液 1 滴，次侧管加受血者红细胞悬液 1 滴，混匀。

（4）离心：1000 r/min 离心 1 min。

4. 观察结果：先观察试管上层液有无溶血，再斜持试管轻轻摇动，观察管底有无凝集（必要时使用显微镜观察）。

5. 判断结果：判断标准同 ABO 血型正定型试管法。

（五）注意事项

1. 严格三查三对，确保标本、姓名、血型准确无误。

2. 配血试管中出现溶血现象是配血不合，表明有抗原抗体反应，同时有补体参与，必须高度重视。但要排除试管不清洁干燥，被其他化学物质污染等因素所致的溶血。所以应该严格控制实验条件。

3. 主侧管凝集，应禁止输血，必须查找原因，另选血源。

4. 试验温度控制在 22±2℃，以防止冷抗体引起的凝集反应，影响配血结果的判断。

5. 生理盐水配血不凝集但有反复输血史或妊娠史的受血者，应加做聚凝胺介质配血法、酶介质配血法或抗人球蛋白介质配血法。

6. 原则上应输同型血，特殊情况下无同型血又必须输血时，可选择 O 型血输给其他 A 型、B 型或 O 型血患者，或 A、B 型者输给 AB 型的患者，但主侧必须无凝集、无溶血现象，次侧有凝集、无溶血才能允许少量输入（不超过 200 ml），但供血者血清中抗 A（B）效价要小于 1∶64。若有免疫性抗 A（B）抗体则不能输血。

7. 受血者用血量大，需要几个供血者血液时，供血者也应进行交叉配血。

8. 最好用试管法操作，通过离心后，反应快速，便于观察凝集。

9. 异型之间交叉配血不合的处理

（1）与个别同型供血者不能配合，可另选同型供血者进行配血。

（2）当受血者与多个同型供血者配血不合时，首先要想到受血者血型鉴定有无差错，应用标准抗 A、抗 B、抗 O 型者的血清和标准 A 型、B 型、O 型红细胞进行复查。其次，要注意是否为非特异性凝集，并进行确定。如果血型鉴定无误，又不能证明假阳性，则应进行 ABO 亚型的鉴定，选择同型供血者血液进行输血。如为免疫性抗体造成的配血不合，要用一系列标准红细胞（包括 Rh 系统）检查受血者的血清，确定免疫抗体的性质，选择红细胞中不含该抗原的供血者血液输血。

（六）实训结果

交叉配血试验（盐水介质法）

受血者姓名：_____，ABO 血型_____，Rh 血型_____。

供血者姓名：_____，ABO 血型_____，Rh 血型_____。

受血者血清 + 供血者红细胞：_____凝集_____溶血。

供血者血清 + 受血者红细胞：_____凝集_____溶血。

结论：受血者_____与供血者_____配血_____。（是否相合）

（七）实训讨论

为什么盐水介质配血不凝集但有反复输血史或妊娠史的受血者，应加做聚凝胺介质配血法、酶介质配血法或抗人球蛋白介质配血法？

求真务实

疑难血型是一种比较难鉴定或判定的血型，在实际工作中，一份血标本的血清鉴定结果不仅与样本本身的特殊性有关，还与实验设备、技术人员操作水平及经验等多种因素密切相关。而输血治疗是重症创伤、失血性休克等危重症患者急救的重要步骤，如临床交叉配血过程中出现配血不符问题，可能导致患者错失最佳输血治疗时机，影响患者的预后。那什么是疑难血型呢？遇到疑难血型，我们又该怎么办呢？带着这些疑问，请看下面链接中的故事（https://www.meipian.cn/3bckd9w3# ）。

尿液一般检验技术

📖 **学习情境描述**

　　尿液检验因其标本易得、检测简便而成为临床应用最广泛的常规检验项目之一。通过对尿液做一般检验（如理学、化学以及显微镜检查）可以帮助临床医生了解泌尿系统及其他系统疾病的病变，以及监测临床用药安全情况等，尿液标本检验结果的准确性直接关系到相关疾病的诊断与治疗。因此，作为检验工作者，必须掌握尿液一般检验技术的规范操作程序，为临床提供有诊断意义的信息与数据。

项目十三　尿液理学检查

（一）实训目的

掌握尿液一般性状检查的内容、方法、参考值及注意事项。

（二）实训原理

1. 尿量：利用量筒或其他有刻度的容器直接测定尿液体积。

2. 外观：通过肉眼观察和判断尿液外观理学性状。

3. 酸碱度：pH 广泛试纸是多种指示剂混合的试带，灵敏度约为 pH 1.0，显色范围为棕红至深黑色，试带蘸取尿液后即可显色，然后与标准色板比较即可测得尿液 pH 近似值。

4. 比密：尿比密计是一种液体比密计，可测定规定温度下的尿液比密。尿液比密与所含溶质成正比，溶质越多，尿比密越高，对浮标的浮力就越大，浸入尿液中的比密计部分则越小，读数越大；反之，浸入部分越大，读数越小。

（三）实训用品

1. 器材：一次性尿杯、洁净具塞玻璃瓶、透明大号试管、滴管、比密计、pH 指示剂试带、比密筒、量筒。

2. 标本：新鲜尿液（学生自取，不少于 50 ml）。

（四）实训步骤

1. 尿量

（1）加尿：取有刻度的容器，加入受检者 24 h 尿液。

（2）读数：尿液混合后，读取容器与尿液凹面相切的刻度，并记录。

2. 外观

（1）颜色：混匀尿液，在透明大号试管中，自然光线下，用肉眼观察尿液的颜色，根据尿液色泽进行描述，如淡黄色、红色、乳白色、深黄色等。

（2）透明度：混匀尿液，以黑色为背景，在自然光下或日光灯下，用肉眼观察，根据尿液中有无浑浊及浑浊程度判断。①清晰透明：指无肉眼可见的颗粒物质。②微浑：指有少数可见的颗粒物质，但透过尿液能看清报纸上的字。③浑浊：指有可见的颗粒物质，透过尿液所见报纸上的字迹模糊。④明显浑浊：指透过尿液看不到报纸上的字迹。

若新鲜尿液出现浑浊，应按图 13-1 操作，判明原因。

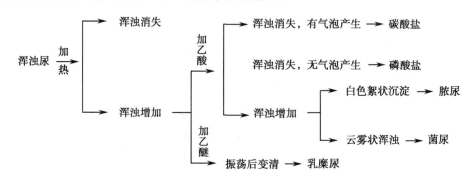

图 13-1　浑浊尿鉴定步骤

3. 酸碱度：取 pH 指示剂试带 1 条，将其一端浸入尿液约 1 s 后取出，在自然光线下与标准色板比较，判断结果。

4. 比密

（1）加尿液：充分混匀尿标本，斜持比密筒，将尿液沿筒壁缓缓倒入比密筒，避免激起气泡，若有泡沫，可用吸水纸或滴管吸去。将比密筒垂直放在水平工作台上。

（2）放浮标：将比密计浮标轻轻放入比密筒内，并加以捻转，使其垂直悬浮于尿液中，勿靠近筒壁或筒底。

（3）读数：待比密计悬浮稳定后，准确读取与尿液凹面相切的刻度，即为被测尿液的比密，并记录。

（4）结果校正：测量尿液温度，经校正后报告尿液的比密值。

（五）参考区间

1. 尿量

（1）成年人：1000~1500 ml/24h，即 1 ml/（h·kg）。

（2）儿童按体重计算尿量，大约比成年人多 3~4 倍。

2. 外观：淡黄色，清澈透明。

3. 酸碱度：随机尿 pH 4.5~8.0，平均 6.0。

4. 比密

（1）健康成人：随机尿 1.003~1.030，晨尿 > 1.020。

（2）新生儿：1.002~1.004。

（六）注意事项

1. 尿量

（1）每次留取标本必须排空膀胱。

（2）气温过高时注意标本防腐。

（3）测定尿量需准确，精确至毫升，误差不得超过 20 ml。

2. 外观

（1）盛尿液的容器必须干燥、清洁、透明。除尿三杯试验外，其余试验均要求留取中段尿。

（2）尿液外观检查以新鲜尿液为准。部分青年女性的尿液，常因阴道黏膜分泌的黏蛋白、白细胞或少量上皮细胞的混入，放置一段时间后稍有浑浊，无临床意义。

（3）新鲜尿液含盐类浓度过高，尤其是尿酸盐排出时遇冷易析出结晶，使尿液浑浊，应注意鉴别。

（4）尿液颜色易受某些食物或药物的影响。如食入大量胡萝卜，服用呋喃唑酮、维生素 B_2、大黄和黄连等，均可使尿液呈亮黄色或深黄色，但振荡后所产生的泡沫无色，而尿液含有胆红素时的气泡呈黄色；应用氨基比林或碱性尿液中有酚红、酚酞时，尿液呈亮红色，但不难与血尿（红或暗红，浑浊而无光泽）区别。

3. 酸碱度

（1）试带应避光、密封于干燥处保存，远离酸性和碱性物质，以防失效。

（2）标本应新鲜，放置过久会因挥发性酸丧失或细菌繁殖而使 pH 增高；标本不能使用防腐剂，否则可能会影响检测结果。

（3）应在规定时间内比色。

（4）尿液 pH 还可作为其他检查项目的质控指标，若 pH < 3 或 pH > 9，均会影响其他检测结果。

4. 尿比密

（1）尿液要求新鲜，防止尿素分解导致尿比密下降；尿液过少不足以浮起比重计时，应重新留尿测定。

（2）尿中含有大量蛋白质、糖时可使尿比密测定结果出现假性变化。尿中蛋白质含量每增加 10 g/L，需将结果减去 0.003；葡萄糖含量每增加 10 g/L，需将结果减去 0.004。

（3）测比密的尿液温度与比密计上标明的温度不一致时，每高 3℃，将测得的结果加 0.001。如低于所标温度，应将尿液加热到所标温度后再测定。

（七）实训结果

1. 尿量：_____。

2. 外观：_____。

3. 酸碱度：_____。

4. 比密：_____。

（八）实训讨论

尿比密测定的质量控制有哪些？

榜样力量

11月19日，南航CZ399从广州出发，当离目的地还有6 h的里程时，乘务人员通过广播告知乘客，有位老年旅客反映老伴无法排尿，急需医疗救助。

听到广播后，张医生与肖医生赶过来对老人进行检查。诊断后认为：老人膀胱大致存有1000 ml尿液，如不尽快排出，会面临膀胱破裂的危险。在仪器排尿效果欠佳的情况下，张医生想到用嘴吸出尿液，而这也是控制尿液排出速度与力度的最佳方法。半小时后，医生顺利帮助老人排出700~800 ml尿液，使老人病情得到缓解，情绪也逐渐平稳。

事后，记者采访张医生，在那样一种危急的情况下，是如何毫不犹豫地做到为老人亲口吸尿的？张医生淡然地回答："当时情况紧急，一时也想不到其他更好的方法，看到疼痛难忍的老人，只想尽快帮他引出膀胱内积存的尿液，只能说是天职所在吧！"。（视频链接：https://www.bjnews.com.cn/detail/157425494815672.html）

项目十四　尿液化学检查

一、尿蛋白定性检查

磺基水杨酸（磺柳酸）法

（一）实训目的

掌握尿蛋白定性磺基水杨酸法的原理、操作方法及注意事项。

（二）实训原理

生物碱试剂磺基水杨酸在酸性条件下，其磺酸根阴离子与蛋白质氨基酸阳离子结合，形成不溶性蛋白盐沉淀。沉淀生成的量与蛋白质含量成正比。

（三）实训用品

1. 器材：小试管、试管架、滴管、乳胶吸头、2 ml 刻度吸管、吸耳球、pH 广泛试纸、黑色衬纸。

2. 试剂：200 g/L 磺基水杨酸溶液（20.0 g 磺基水杨酸溶于 100 ml 蒸馏水中）。

3. 标本：新鲜尿液或人工蛋白尿标本。

（四）实训步骤（▶视频 2：磺基水杨酸法尿蛋白定性）

1. 加尿液：取小试管 2 支，分别加入新鲜尿液 1 ml。

2. 加试剂：于第 1 支试管内滴加磺基水杨酸溶液 1~2 滴，轻轻混匀；另 1 支试管不加试剂作为空白对照。

3. 判断结果：1 min 内观察结果，按表 14-1 标准判断阳性程度及大致蛋白质含量。

表 14-1　磺基水杨酸法尿蛋白定性结果判断

结果	报告方式	相当于蛋白质含量（g/L）
清晰透明	−	＜ 0.05
轻度浑浊，隐约可见	极微量	0.05~0.1
不需黑色背景即见轻度浑浊	±	0.1~0.5
白色浑浊，但无颗粒出现	+	0.5~1.0
稀薄乳样浑浊，出现颗粒	++	1.0~2.0
明显浑浊，呈絮片状	+++	2.0~5.0
絮状浑浊，有大凝块	++++	＞ 5.0

（五）参考区间

阴性。

（六）注意事项

1. 标本：如果尿液呈现明显的浑浊，应先离心或过滤；正确采集中段尿，避免混入生殖系统分泌物。

2. 本法在尿液偏碱或偏酸时（pH ＞ 9 或 pH ＜ 3）可呈假阴性，因此检测前可先测试尿液

pH，必要时用稀 NaOH 或 5% 醋酸进行调节。

3. 掌握好结果判断时间。操作时严格按照操作方法进行，判断时间严格掌握在 1 min 内，极轻度的混浊并无明显的临床意义。当尿液中含高浓度尿酸或尿酸盐时，在加入试剂 1~2 min 后出现白色点状物，逐渐呈蛛丝状浑浊，缓慢扩散，覆盖于尿液的表面，遇此干扰可用离心后的尿液上清进行检测。

4. 如果通过镜检发现大量细胞，分析其阳性可能是由于混有生殖系统分泌物所致，则可用离心后的上清液重新检测，进行验证。

5. 对于微弱阳性的判断，可选用黑色衬纸作背景，以提高分辨力。

6. 本法灵敏度高，为 0.05~0.10 g/L。

（七）实训结果

尿蛋白定性结果（磺基水杨酸法）为＿＿＿＿＿＿＿＿。

（八）实训讨论

尿液 pH 对磺基水杨酸（磺柳酸）法是否有影响？如何避免？

加热乙酸法

（一）实训目的

掌握尿蛋白定性加热乙酸法的原理、操作方法及注意事项。

（二）实训原理

蛋白质遇热变性，加稀乙酸使尿液 pH 减低并接近蛋白质等电点（pH 4.7），使得变性凝固的蛋白质进一步沉淀。同时，稀乙酸还可消除因加热引起的磷酸盐或碳酸盐析出所造成的浑浊。

（三）实训用品

1. 器材：大试管、试管夹、试管架、滴管、乳胶吸头、5 ml 刻度吸管、吸耳球、pH 广泛试纸、黑色衬纸、酒精灯。

2. 试剂：5% 乙酸溶液（冰乙酸 5 ml，加蒸馏水至 100 ml，密闭保存）。

3. 标本：新鲜尿液或人工蛋白尿标本。

（四）实训步骤

1. 加尿液：取大试管 1 支，加清晰尿液约 5 ml 或至试管高度 2/3 处。

2. 加热：用试管夹斜持试管下端，在酒精灯上加热尿液上 1/3 段，煮沸即止。轻轻直立试管，在黑色衬纸背景下观察煮沸部分有无浑浊。

3. 加酸：滴加 5% 乙酸溶液 2~4 滴。

4. 再加热：继续加热至煮沸，立即观察结果。

5. 判断结果：按表 14-2 标准判断阳性程度及大致蛋白质含量。

表 14-2 加热乙酸法尿蛋白定性结果判断

结果	报告方式	相当于蛋白质含量（g/L）
清晰透明	–	< 0.1
黑色背景下轻微浑浊	±	0.1~0.15
白色浑浊，无颗粒或絮状沉淀	+	0.2~0.5
浑浊，有颗粒	++	0.6~2.0
大量絮状沉淀	+++	2.1~5.0
立即出现凝块和大量絮状沉淀	++++	> 5.0

（五）参考区间

阴性。

（六）注意事项

1. 标本：标本要新鲜，陈旧尿液因大量细菌生长或可引起假阳性；如果尿液呈现明显的浑浊，应先离心或过滤。

2. 加热（第 1 次）：使蛋白质变性及消除因尿酸盐等盐类析出所致的假性浑浊。

3. 加酸：加入的乙酸量要适当，约为尿量的 1/10，目的是降低尿液 pH，使其接近蛋白质等电点，同时可消除因加热引起的磷酸盐或碳酸盐析出所造成的浑浊。强碱（pH≥9.0）或强酸（pH < 3.0）环境下，因远离蛋白质等电点，可出现假阴性。

4. 加热（第 2 次）：目的是为蛋白质变性沉淀提供条件。操作过程中一定要遵循加热→加酸→再加热的程序。

5. 判断结果：要求加热后立即直立试管观察结果。试管中上 1/3 段尿液加热为检测区，下段尿液未加热作为对照区。

6. 本法灵敏度为 150 mg/L，是最经典、最准确的方法，但操作略显繁琐，常作为蛋白定性的确证试验。

（七）实训结果

尿液蛋白定性结果（加热乙酸法）为＿＿＿＿＿＿＿＿。

（八）实训讨论

加热乙酸法强调遵循加热→加酸→再加热的试验过程，目的何在？

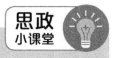

新闻链接

尿液是临床检验中除血液外最常用的体液样本。从尿液中寻找新的生物标志物，是当前临床蛋白质组学研究的热点之一。但由于尿蛋白质组的生理波动性和个体间差异很大，以及缺乏在健康人群中对这些波动性和差异的长期监测和系统性评估，致使基于尿蛋白的生物标志物研究的假阳性出现率很高，基本无法通过后续的大规模临床验证。2017 年 5 月 2 日，国家蛋白质科学中心（北京）秦钧课题组在 EBio Medicine 杂志上发表了题为 "Proof-of-Concept Workflow for Establishing Reference Intervals of Human Urine Proteome for Monitoring Physiological and Pathological Changes" 的研究论文。该研究以国际两中心（休斯顿贝勒医学院及北京国家蛋白质科学中心）的方式采集了来自 167 名健康志愿者的 500 个尿蛋白质组数据，对健康人尿蛋白质组的生理波动性和个体间差异进行了系统性评估，并在此基础上建立了世界上首个蛋白质组规模的健康人尿蛋白定量参考范围。

二、尿葡萄糖定性检查

（一）实训目的

掌握班氏法尿葡萄糖定性检查的原理、操作方法及注意事项。

（二）实训原理

葡萄糖含有醛基，在高热、碱性溶液中，能将试剂中蓝色的硫酸铜还原为黄色的氢氧化亚铜，出现红色氧化亚铜沉淀。

（三）实训用品

1. 器材：大试管、试管架、试管夹、滴管、乳胶吸头、5 ml 刻度吸管、吸耳球、酒精灯。

2. 试剂：班氏试剂（如溶液不清晰透明，需进行过滤）。

3. 标本：新鲜尿液。

（四）实训步骤（📺视频 3：班氏法测血糖）

1. 鉴定试剂：取试管 1 支，加入班氏试剂 1 ml，摇动试管，徐徐加热至沸腾 1 min，观察试剂有无颜色及性状变化。若试剂仍为清晰透明蓝色，可用于实验；若煮沸后出现沉淀或变色，则不能使用。加入 5 g/L 葡萄糖 2 滴，应呈阳性反应。

2. 加尿液：加离心后尿液 0.1 ml（约 2 滴）于已鉴定的班氏试剂中，混匀。

3. 加热煮沸：继续煮沸 1~2 min，自然冷却。

4. 判断结果：见表 14-3。

表 14-3　班氏法尿液葡萄糖定性检查结果判断

反应现象	报告方式	葡萄糖含量（mmol/L）
仍呈透明蓝色	−	/
蓝色中略带绿色，但无沉淀	±	N < 6
绿色，伴少许黄绿色沉淀	+	$6 \leqslant N < 28$
较多黄绿色沉淀，以黄为主	++	$28 \leqslant N < 55$
土黄色浑浊，有大量沉淀	+++	$55 \leqslant N < 110$
大量棕红色或砖红色沉淀	++++	$N \geqslant 110$

（五）参考区间

阴性。

（六）注意事项

1. 试剂：试剂配制过程中可产生 $Cu(OH)_2$，为避免出现 $Cu(OH)_2$ 沉淀，加入亲水性掩蔽性螯合物形成剂（枸橼酸钠），枸橼酸钠可与铜离子形成可溶性络盐枸橼酸铜钠。鉴定试剂有两个目的：一是作为试剂的质量控制，二是可以消除维生素 C 的干扰，因维生素 C 可以引起假阳性结果。

2. 标本：①尿液应新鲜，久置尿液因细菌繁殖消耗葡萄糖，可使结果偏低或造成假阴性。标本宜为空腹或餐后 2 h 的尿液标本。②严格掌握加入尿液的体积量，使得试剂与尿液的比例控制在 10∶1。如果尿液过量，可发生尿酸盐沉淀而影响结果的观察。③尿液中含大量铵盐时，因其可形成铜氨铬离子而妨碍 Cu_2O 沉淀，可用预先加碱煮沸数分钟的方法，将氨除去后再进行试验。④蛋白质含量较高时也会影响铜盐沉淀，可用加热乙酸法除去。

3. 加热煮沸时应不断摇动试管，以防爆沸喷出，试管口应朝向无人处，以免操作中不慎伤人。此煮沸过程也可在沸水浴中进行，放置 5 min。

4. 强调冷却后观察结果。大量尿酸盐存在时，其煮沸后也可呈浑浊并带绿色，但久置后并不变黄色而呈灰蓝色。

5. 班氏法灵敏度为 8.33 mmol/L。

（七）实训结果

尿液葡萄糖定性结果（班氏法）为＿＿＿＿＿＿＿。

（八）实训讨论

为什么要鉴定班氏尿糖定性试剂，如何鉴定？

传统文化

古代的糖尿病——"消渴证"溯源

《古今录验》论消渴病有三：一渴而饮水多，小便数，无脂似麸片甜者，皆是消渴病也；二吃食多，不甚渴，小便少，似有油而数者，此是消中病也；三渴饮水不能多，但腿肿脚先瘦小，阴痿弱，数小便者，此是肾消病也，特忌房劳。

——唐·王焘《外台秘要·卷第十一·消中消渴肾消方》

消渴病，或名消渴证，首见于现已失传的隋朝甄立言所著的《古今录验方》，而如今它有一个令人谈之色变的名字——糖尿病。中国是世界上较早认识糖尿病的国家之一，约在公元前 1395 年至公元前 1122 年的殷商时代，甲骨文中就有记载。

三、尿液 HCG 检查

（一）实训目的
掌握尿人绒毛膜促性腺激素（HCG）的金标抗体检查法的原理、操作方法及注意事项。

（二）实训原理
将羊抗鼠 IgG 抗体、羊抗人 HCG 多克隆抗体分别固定在特制的纤维素试带上，呈上下两条线排列；羊抗鼠 IgG 线在试带上方为阴性对照，羊抗人 HCG 在试带下方为测定线。试带底端吸水剂中含有均匀分布的胶体金标记鼠抗人 HCG β 链单克隆抗体及胶体金标记的鼠 IgG（抗原）。检测时将试带下端浸入尿液中一定时间后取出，通过层析作用，尿中 HCG 先与胶体金标记的 β-HCG 单克隆抗体结合，待行至膜上固定的 HCG 抗体线（检测线处）时，形成金标鼠抗人 β-HCG 单抗 - 尿 HCG 抗原 - 羊抗人 HCG 多抗的双抗夹心式复合物，试带上显紫色条带为阳性。胶体金标记的鼠 IgG（抗原）随尿上行至与羊抗鼠 IgG 抗体形成抗原抗体复合物时，在控制线处呈现紫红色带即阴性对照带。

（三）实训用品
1. 器材与试剂：商品试剂盒。
2. 标本：新鲜晨尿。

（四）实训步骤
1. 用尿杯收集尿液。
2. 插入试带：将试带的箭头端插入尿液中，插入液面深度不可超过标志线（MAX 线），3 s 后取出平放。
3. 观察结果：5 min 内用肉眼观察结果。
4. 判断结果：见表 14-4。

表 14-4　尿 HCG 金标抗体检查结果判断

反应现象	报告方式
检测线和控制线均出现紫红色	阳性
只在控制线处出现紫红色	阴性
控制线不出现紫红色或两条线均无紫红色	无效

（五）参考区间
正常妊娠女性：阳性。
非孕妇健康人：阴性。

（六）注意事项
1. 标本：使用新鲜尿液，宜采集晨尿，必要时离心取上清液；不能及时检测的标本应贮存于 2~8℃，贮存时间不能超过 48 h；不能使用严重蛋白尿、血尿、菌尿的标本。
2. 试带：低温下保存试带条，恢复室温后方可开袋使用，注意试带有效期。
3. 操作：试带插入尿液中时不能超过标记线，按规定时间取出；当 HCG 浓度很高时检测线很明显，对照线可能相对较弱，为正常现象。不同厂家生产的试剂盒方法上有差异，操作以说明书为准。

（七）实训结果
尿 HCG 结果（胶体金法）为_____。

（八）实训讨论

尿液 HCG 检查宜用什么标本？为什么？

新闻链接

男性用验孕棒测出"怀孕"是什么样的体验？

曾有新闻报道，一名年轻男子在药柜发现一支女友遗留下来且未使用的验孕棒，开玩笑地拿来验自己的尿液，没想到竟然出现表示"已怀孕"的两条线，于是他将这个小趣事画成漫画上传至网络，吸引了不少网友的注意。其中有位网友慎重地留言给他，告诉他可能患有睾丸癌，让他去找医生看看。结果证实，这位年轻男子的右侧睾丸竟然真的有一个小肿块。

验孕棒之所以可以检测出女性怀孕，是因为它能测试人体的 β-hCG，在孕早期女性的尿液中，这种激素会升高，此时验孕棒就可以捕捉女性尿液中的 β-hCG 来判断女性是否怀孕。同时，β-hCG 也是睾丸癌的标志物之一。

四、乳糜尿定性检查

（一）实训目的

掌握乳糜尿定性检查的原理、操作方法及注意事项。

（二）实训原理

乳糜由脂肪微粒组成，脂肪可溶于乙醚，较大脂粒可通过脂溶性染料苏丹Ⅲ着色在显微镜下被识别。因脂肪被萃取而使尿液由乳浊变澄清，即为乳糜尿试验阳性。

（三）实训用品

1. 器材：中试管、试管塞（或带塞试管）、试管架、5 ml 刻度吸管、吸耳球、蒸发皿、玻棒、水浴箱、离心机、显微镜。

2. 试剂：乙醚、苏丹Ⅲ染液（95%乙醇 10 ml，冰乙酸 90 ml，混合。向混合液中加入 1 药匙苏丹Ⅲ粉末，充分混匀，使苏丹Ⅲ达到饱和）。

3. 标本：新鲜尿液。

（四）实训步骤

1. 溶解脂肪：取尿液 5 ml，加乙醚 2~3 ml，加塞反复振荡数分钟，使脂肪完全溶解于乙醚中。

2. 静置离心：静置数分钟后，2000 r/min 离心 5 min。

3. 隔水蒸干：取乙醚层置于蒸发皿中，隔水蒸干，蒸发皿内留有油状沉渣。

4. 制片染色：取少许油状沉渣涂片，加苏丹Ⅲ染液 1 滴。

5. 观察结果：低倍镜观察，若出现圆形、大小不等、橘红色、红色的球状小体，即为脂肪颗粒，则结果是乳糜尿阳性，必要时可用高倍镜确证。

（五）参考区间

阴性。

（六）注意事项

1. 标本：尿液中含有大量非晶型磷酸盐或尿酸盐，在外观上易被误认为乳糜尿，加热或加酸的方法可使浑浊消失；脓尿标本也有与乳糜尿相似的外观颜色，通过显微镜检查可以识别，镜下可见大量白细胞和脓细胞。

2. 溶解脂肪：在尿液中加入少量饱和 NaOH，再加乙醚有助于脂肪的溶解和尿液的澄清；进行隔水蒸干操作时，只能吸取乙醚层。须注意：介于尿液与乙醚之间的乳白层不是脂肪滴。

3. 观察结果：将尿液直接进行显微镜检查时，乳糜尿中的乳糜微粒如未发生球状结合，则镜下不可见。如果发现呈圆形具有强折光性的脂肪小滴（低倍弱光下可呈黑色小滴），可认为是脂肪尿。在偏光显微镜下，中性脂肪小滴（甘油三酯）不能引起光的偏振，但能被脂溶性染料着色；胆固醇酯能够引起光的偏振产生双折射，镜下可见具有十字交叉（马尔他十字）的小球形体，但脂溶性染料不能使其着色。

4. 临床上高度怀疑患者丝虫病感染，乳糜尿试验结果呈阳性时，可将标本静置后，取中层（乳糜状或粉红色，有小凝块漂浮其中）凝集物查找微丝蚴，可提高阳性检出率。

（七）实训结果

乳糜尿定性结果为＿＿＿＿＿＿＿＿＿＿。

（八）实训讨论

脓尿与乳糜尿有相似的外观，最简单也最可靠的鉴别方法是什么？

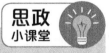

历史回顾

丝虫病是乳糜尿最常见的原因。在新中国刚成立时，我国是世界上丝虫病危害严重的国家之一，有丝虫病患者 3099.4 万，受威胁人口 3.3 亿。如此大规模的普查与必须在夜间进行病原学检查的要求，给这场前所未有的疾病防治增加了巨大困难。

于是在那个穷苦的年代，政府采取了最具中国特色的防治之路："送药到手，看服到口，咽下才走"。无数防治人员与政府人员提着煤油灯，挨家挨户敲门采血，无论寒暑，将一户又一户早睡的村民叫醒。有的工作者不被百姓理解，不被信任，甚至时常为了送药引起争端。这样艰辛的背后是党和国家对贫困地区的重视，是对百姓生命与生活质量的重视。

在这样的努力下，最固执的农民主动全家接受采血，大量病入膏肓的患者被量身定制治疗方案、重获新生。2007 年 5 月 9 日，经世界卫生组织审核认可，中国成为全球第一个消灭丝虫病的国家。

项目十五　尿液有形成分显微镜检查

（一）实训目的

掌握尿液有形成分不染色显微镜检查法的原理、操作方法及注意事项。

（二）实训原理

在显微镜下观察尿液中细胞、管型、结晶等有形成分的形态特征，识别并记录其在一定显微镜视野内的数量。

（三）实训用品

1. 器材：刻度离心管、水平式离心机、滴管、乳胶吸头、载玻片、盖玻片、小镊子、显微镜。

2. 标本：新鲜尿液。

（四）实训步骤

1. 直接涂片法（仅适用于尿外观明显浑浊者）。（▣视频4：尿液显微镜检查）

（1）混匀尿液：充分混匀尿液标本。

（2）制备涂片：取混匀的尿液1滴于载玻片上，用小镊子轻轻加上盖玻片，注意防止产生气泡。

（3）观察、计数有形成分：①先用低倍镜（10×10倍）视野观察全片细胞、管型及结晶等有形成分的分布情况，再用高倍镜（10×40倍）视野确认。②确认后的管型在低倍镜下计数，至少计数20个视野；确认后的细胞在高倍镜至少观察计数10个视野；结晶按高倍镜视野中分布面积估计量。计数时同时注意细胞的形态、完整性，还要注意有无其他异常巨大细胞、寄生虫卵、滴虫、细菌和黏液丝等。不染色尿液标本各种有形成分主要识别和鉴别特征见表15-1~ 表15-3。

表15-1　尿中红细胞及类似沉淀物的鉴别

鉴别内容	红细胞	真菌	脂肪球
形态	淡红色，圆盘状	无色，椭圆形	无色，正圆形
折光性	弱	强	强
大小	一致	不一致	明显不一致
排列	无规律	芽状，单个或链状	散在
加蒸馏水*	破坏	不破坏	不破坏
化学试验	潜血试验（＋）	潜血试验（－）	苏丹Ⅲ染色（＋）

注：*加5倍量以上，与尿混匀振荡15 min，再离心沉淀镜检观察。

表15-2　尿中白细胞、肾小管上皮细胞、底层移行上皮细胞的鉴别

鉴别内容	白细胞	肾小球上皮细胞	底层移行上皮细胞
大小	10~14 μm	比白细胞略大 1/3	比肾小管上皮细胞小
形态	圆形、脓细胞时边缘不整	多边形可不规则	圆形或卵圆形、多边形或不规则形
核形	分叶形、加酸后明显结构紧密	核大、圆形，结构细致，染色后明显	圆形稍大，结构细微，染色后明显
胞质颗粒	胞质多，脓细胞中可有多种颗粒	胞质少，胞质可含不规则颗粒、脂肪滴等，偶见含铁血黄素颗粒	胞质稍多，一般无颗粒
过氧化物酶	中性粒细胞呈阳性	阴性	阴性
其他	常见于炎症	可见于肾实质损害	偶见于炎症

表 15-3 尿中红细胞、白细胞和上皮细胞三种细胞管型的鉴别

鉴别内容	红细胞管型	白细胞管型	上皮细胞管型
颜色	淡黄或微褐色	无色或灰白色	无色或灰白色
大小（μm）	7~9	10~14	13~18
核形	无核	分叶形核	类圆形核
加 10% 乙酸	红细胞溶解	白细胞不溶，核型更清晰	上皮细胞不溶，核型更清晰
过氧化物酶	−	+	−
背景细胞	可见散在的红细胞	可见散在的白细胞	可见散在的上皮细胞

2. 离心浓缩涂片法（常用，适用于外观浑浊和不浑浊尿液，尤其是后者）。

（1）混匀尿液：充分混匀尿液标本。

（2）离心沉淀有形成分：吸取混匀尿液 10 ml 置于刻度离心管内，在相对离心力（RCF）为 400 g 的条件下离心 5 min（若为水平式离心机，离心半径为 16 cm 时，转速为 1500 r/min）。

（3）弃去上清液：用滴管吸去离心管内上清液（特制离心管可一次性倾倒弃去上清液），留管底含有形成分的尿沉渣 0.2 ml。

（4）制备涂片：混匀尿沉渣，取 1 滴（约 20 μl）于载玻片上，用小镊子加盖玻片，防止产生气泡。

（5）观察、计数有形成分：同未离心直接涂片法。

3. 报告方式：直接涂片法和离心浓缩涂片法（注明标本是否离心）。

细胞：最低个数 ~ 最高个数 / 高倍视野（HPF）或平均值 /HPF

管型：最低个数 ~ 最高个数 / 低倍视野（LPF）或平均值 /LPF

结晶：按所占视野面积报告：（−）表示无结晶；（+）表示结晶占 1/4 视野；（++）表示结晶占 2/4 视野；（+++）表示结晶占 3/4 视野；（++++）表示结晶满视野。

其他有形成分：报告中描述。

（五）参考区间

尿液有形成分显微镜检查参考区间见表 15-4。

表 15-4 尿液有形成分显微镜检查参考区间

方法	红细胞	白细胞	管型	上皮细胞	细菌和真菌
未离心直接涂片法	0~ 偶见 /HPF	0~3 个 /HPF	0~ 偶见 /LPF	少见	−
离心浓缩涂片法	0~3 个 /HPF	0~5 个 /HPF	0~ 偶见 /LPF	少见	−

（六）注意事项

1. 尿液标本要求：①采用新鲜中段尿测试，排尿后最好在 1 h 之内完成检查，最长不能超过 2 h。若必须延长时间，需在标本中加入甲醛并冷藏，如尿液腐败，管型将被破坏，细胞发生溶解。②使尿液呈弱酸性（pH 5.5），可使用盐酸或乙酸调节。③若尿液浑浊，用加热、加酸等方法消除因盐类的存在而造成的尿液浑浊。④不同的尿比密对有形成分有影响，因此检查前不宜大量饮水。⑤女性患者要防止阴道分泌物等混入尿液标本。

2. 显微镜观察方式：显微镜的使用应遵循先用低倍镜观察有形成分分布情况、后用高倍镜仔细分辨的原则。按照标准化要求，一定观察足够的视野范围，即检查细胞应观察 10 个高倍镜

视野，检查管型应观察 20 个低倍镜视野。

3. 显微镜光线调节：不染色尿液标本有形成分的分辨率和对比度较低，在进行普通光学显微镜观察时要采用稍弱的光线才有利于形态识别，尤其是对于透明管型，如果亮度较大很容易被漏掉。

4. 操作方法的要求：尿液标本离心、涂片、镜检的条件应保持一致，以便具有相互的可比性。离心力和时间一定要控制准确，离心后手持离心管 45°~90° 倾倒上层尿液。

5. 报告单的要求：报告单上应有尿液留取时间、标本收到时间及检测完成时间。

（七）实训结果

（八）实训讨论

尿液显微镜检查高倍镜下主要观察哪些内容？至少观察多少个视野？

临床案例

患者，男，24岁，右下腹疼痛2天，按阑尾炎治疗未见好转。该患者来到检验科进行血常规标本采集，检验科医生询问其是否做过尿常规排除泌尿系统结石的可能，该患者自述并未做过尿常规检测。在检验科建议下，该患者留取中段尿进行尿常规和尿沉渣显微镜检测，结果显示高倍镜下尿液可见大量红细胞，红细胞形态正常，为单一形态红细胞，未见棘形或多形性红细胞。

检验科值班人员立即向值班医生报告结果，同时告诉医生此类尿液红细胞常见于肾小球以下部位和泌尿道毛细血管破裂所致，如泌尿系统结石。而该患者右下腹部剧烈疼痛症状可提示该患者可能为输尿管结石。

值班医生综合上述检查结果以及患者症状，行进一步检查，该患者最终诊断为右侧输尿管结石。

项目十六　尿液干化学分析仪的应用

（一）实训目的

掌握尿液干化学分析仪的使用方法。

（二）实训原理

尿液中化学物质与干化学试带上检测模块的试剂发生颜色反应，呈色的深浅与尿液中相应物质的浓度呈正相关。将试带置于尿液分析仪的检测槽，各模块依次受到仪器特定光源照射，颜色及其深浅不同，对光的吸收反射也不同。颜色越深，吸收光亮越多，反射率越小。仪器的球面积分仪将不同强度的反射光转换为相应的电信号，其电流强度与反射光强度呈正相关，结合空白和参考模块经计算机处理校正为测定值，最后以定性和半定量的方式报告检测结果。

（三）实训用品

1. 器材：尿液干化学分析仪。

2. 试剂：人工尿质控液（低浓度和高浓度各 1 份）、尿液干化学试带、质控试带。

3. 标本：新鲜尿液。

（四）实训步骤（ ▣ 视频 5：尿液干化学分析仪操作）

1. 开启电源：仪器开始自检过程，自检无误后进入测试状态。

2. 检测质控试纸条：将专用质控试带置于仪器检测槽内，启动测试键，待仪器打印出质控试带测试结果，显示与定值结果吻合后，取回质控试带保存。

3. 浸湿试带：将多联尿液干化学试带完全浸入尿液 1~2 s，然后立即取出。

4. 沥去多余尿液：沿试管壁将试带上多余尿液沥除干净，必要时用滤纸吸去。

5. 检测标本试带：将尿液标本试带置于仪器检测槽内，启动测试键，仪器完成扫描试剂模块过程，打印出结果。

6. 报告方式：仪器打印的结果报告单一般分两列，一列为定性结果，另一列为半定量结果。

（五）参考区间

尿液干化学分析结果参考值见表 16-1。

表 16-1　尿液干化学分析结果参考值

项目	参考值	项目	参考值
酸碱度（pH）	5~7	尿胆红素（BIL）	阴性
尿比重（SG）	1.015~1.025	尿胆原（URO）	阴性
尿蛋白质（PRO）	阴性	尿白细胞（LEU）	阴性
尿葡萄糖（GLU）	阴性	尿维生素 C（VitC）	20~100 mg/L
尿酮体（KET）	阴性	尿红细胞（RBC）或尿血红蛋白（Hb）	阴性
尿亚硝酸盐（NIT）	阴性		

（六）注意事项

1. 熟悉试带特性：必须了解所用试带各模块反应原理、药物干扰以及参考范围等，掌握试带检测每一成分的敏感度和特异性。很多中间环节和干扰因素都可影响颜色变化而导致假阳性或假阴性，各项检测模块的灵敏度、假阳性和假阴性原因分析见表 16-2。同一检测项目，不同厂家所用的色素原可能不同，因此存在显色差别。

表 16-2　尿液干化学试带反应特性表

检测项目	灵敏度	假阳性原因	假阴性原因
酸碱度（pH）	尿 pH 在 4.5~9.0 之间变化	增高：久置后细菌繁殖或 CO_2 丢失	降低：试纸条浸尿时间过长
尿比重（SG）	1.010~1.030	尿蛋白、尿糖增高或造影剂致 SG 增高	尿素 > 10 g/L，尿 pH < 6.5 致 SG 降低
尿葡萄糖（GLU）	250 mg/L	H_2O_2 污染、强氧化性清洁剂	L- 多巴、大量水杨酸盐、维生素 C 超过 500 mg/L、氟化钠、高尿比密、尿酮体 > 0.4 g/L
尿蛋白质（PRO）	对白蛋白敏感，对球蛋白、黏蛋白、本周蛋白敏感性差	奎宁、嘧啶、聚乙烯、吡铬酮、氯己定、磷酸盐、季胺类消毒剂、尿 pH > 8	大量青霉素、尿 pH < 3
尿酮体（KET）	乙酰乙酸 50~100 mg/L，丙酮 400~700 mg/L，β- 羟丁酸：无反应	酞、苯、丙酮、羟喹啉、L- 多巴代谢物、巯甲丙脯酸、甲基多巴	试纸条受潮、陈旧尿
尿胆红素（BIL）	5 mg/L	酚噻嗪类或吩嗪类药物	维生素 C > 500 mg/L，亚硝酸盐、大量氯丙嗪、盐酸苯偶氮吡啶、光照
尿胆原（URO）	10 mg/L	胆色素原、吲哚、吩噻嗪类、维生素 K、磺胺药	亚硝酸盐、光照、重氮药物、对氨基水杨酸
尿亚硝酸盐（NIT）	0.5~0.6 mg/L	陈旧尿、亚硝酸盐或偶氮剂污染、含硝酸盐丰富的食物	尿胆原、尿 pH < 6、维生素 C、尿量过多、食物含硝酸盐过低、尿于膀胱中贮留 < 4 h、非含硝酸盐还原酶细菌感染
尿白细胞（LEU/WBC）	25/ul	甲醛、毛滴虫属、氧化剂、高浓度胆红素、呋喃坦啶	蛋白质、维生素 C、葡萄糖、大量庆大霉素或先锋霉素Ⅳ
尿红细胞（RBC/ERY/BLD）、尿血红蛋白（Hb）	RBC：10 个 /μl　Hb：0.3~0.5 mg/L	肌红蛋白、菌尿、氧化剂、不耐热的触酶	蛋白质、糖尿、维生素 C > 0.1 g/L
尿维生素 C（Vit C）	①C-Stix 试纸条：50 mg/L　②Multi-Stix 试纸条 250 mg/L	龙胆酸、L- 多巴	

2. 注意试带保存条件：尿试带应根据厂家推荐的条件（如温度、暗处等）保存，在有效期内使用。不应将试带放在直射光下照射或暴露在潮湿环境中，应保存在厂商提供的容器中，不可更换保存容器。

3. 规范操作

（1）试带从冰箱冷藏室中取出后，待平衡至室温再打开盛装的筒盖。一次只取所需要量的试带，并应立即将瓶盖盖好。多余试带不得放回原容器中，更不应该合并各瓶的试带。

（2）试带与尿液的反应时间需严格遵循产品说明书的规定，操作中注意切勿触摸试带上的反应检测模块。

（3）试带浸入尿液标本的时间应在 1~2 s，所有试剂模块，包括空白和参比模块，要全部渗入尿液中，试带上过多的尿液标本应去除干净。

4. 结果分析

（1）尿液干化学测定结果与传统湿化学法的差异：①尿试带测定的是白蛋白，但对球蛋白不敏感。②用葡萄糖氧化酶测定尿糖的灵敏度比班氏法高，但高浓度仅测到（+++）。③尿胆红素试带法结果比 Harrison 法灵敏度低。④尿白细胞检查只能测出有无中性粒细胞，而不与淋巴细胞和单核细胞发生反应。

（2）确证试验：必要时，尿液干化学检测尿液结果应做确证试验。①尿白蛋白的确证试验为磺基水杨酸法。②尿葡萄糖的确证试验为葡萄糖氧化酶定量法。③尿胆红素的确证试验为 Harrison 法。④尿白细胞、红细胞的确证试验为尿沉渣显微镜检查。

（3）尿液干化学检查是一个过筛手段，适用于健康普查和疾病筛选，不能完全替代尿液有形成分显微镜检查，特别是蛋白质、白细胞、红细胞、亚硝酸盐中任一项阳性，必须进行人工镜检。

（4）尿液干化学检查结果应与理学、显微镜检查结果相结合，互相印证才能为临床提供有价值的信息。如出现：①干化学分析"红细胞 / 血红蛋白 / 隐血"为阴性，而镜检见多量红细胞；②干化学分析亚硝酸盐为阳性，而尿蛋白质和白细胞均为阴性；③尿液镜检红细胞、白细胞和管型增多，而尿化学分析蛋白质为阴性等，这些互不印证和矛盾的结果均提示尿液干化学检查结果可疑，应进一步查明原因和复查。干化学检查报告单上也必须同时报告尿液颜色、透明度等一般性状。

（5）肾移植患者发生免疫排斥反应时，尿液中出现大量淋巴细胞，但由于其胞质中无中性粒细胞酯酶，干化学检查白细胞阴性。

（6）白细胞检测时出现干化学检查"阳性"而镜检"阴性"的结果，可能与尿液在膀胱贮存时间过长、中性粒细胞被破坏后其酯酶释放到尿液中有关。红细胞出现此类结果可能是因为红细胞在尿液中被破坏，无完整红细胞（血红蛋白释放），或尿液中含高活性不耐热的触酶所致。对于后者，可将尿液煮沸冷却后再测试，验证和排除"假阳性"结果。

（七）实训结果（请将所测定的结果打印并粘贴下来）

（八）实训讨论

请列举尿液干化学分析仪与显微镜检验法的不符情况及其原因。

科学故事

自 1956 年尿液分析仪历史上第一个试纸条测试方法问世，尿液的湿化学分析便开始向干化学方法转变。尿液分析仪干化学分析的出现给临床实验室尿液分析带来了一个飞跃。

到 20 世纪 80 年代中期，借助计算机技术的迅速发展和广泛使用，尿液分析仪的自动化技术得到迅猛发展，测试项目也由 3 项发展到 11 项，测试速度最高可达每小时 300~500 个标本，这使得常规检测更为普及，也更加方便。

当试带进入尿干化学分析仪比色槽时，尿中相应的化学成分使尿多联试带上相应试剂模块发生颜色变化，颜色深浅与尿中相应物质浓度成正比。各试剂模块依次受到仪器光源照射并产生不同的反射光，仪器接收不同强度的光信号后将其转换为相应的电讯号，经微处理器处理，计算出各检测项目的反射率，与标准曲线比较进行校正，最后以定性或半定量方式自动输出结果。

学习情境五

粪便一般检验技术

📖 学习情境描述

　　粪便检查——俗称"大便常规"，是临床常规检查项目之一，通过对粪便做一般检验（如理学、化学以及显微镜检查），可以了解受检者的消化道是否有炎症、出血、寄生虫感染甚至恶性肿瘤的发生，间接判断其胃肠、胰腺、肝胆系统的功能状况以及肠道菌群分布是否合理，从而明确粪便中有无致病菌，以协助诊断肠道传染病。

　　因此，作为检验工作者，必须掌握粪便一般检验的内容和各检验项目的规范操作程序，为临床提供有诊断意义的信息与数据。

项目十七　粪便理学检查

（一）实训目的

掌握粪便理学的检查内容、方法和注意事项。

（二）实训原理

用肉眼观察粪便的颜色、性状及有无寄生虫和异物。

（三）实训用品

1. 器材：一次性标本容器、竹签。

2. 标本：新鲜粪便。

（四）实训步骤（▶视频1：粪便理学检查）

1. 观察粪便：取新鲜粪便，仔细观察其颜色及性状。

2. 观察特殊成分：选择粪便异常部分，仔细观察有无黏液、寄生虫虫体等，必要时将粪便过滤再仔细检查有无寄生虫。

3. 报告方式：根据实际情况用客观的文字描述来报告，如浅黄色圆柱状成形便、半成形便、球形硬便、绿色非成形便、黄色或金黄色便、灰白色黏液便、脓样黏液便、稀汁样便、米泔样便、红色血样黏液便、棕色便等。

（五）参考区间

正常成人粪便呈黄褐色、成形或半成形、柱状，质软，无黏液及寄生虫虫体。

（六）注意事项

1. 取材时应取新鲜粪便，并尽量选择粪便异常部分。

2. 采集标本后立即送检。

（七）实训结果

本次粪便理学检查结果为_____。

（八）实训讨论

简述粪便标本在取材时的注意事项。

传统文化

早在公元前4世纪东晋时期，炼丹专家、医药专家葛洪所著的《肘后备急方》就已经提及运用粪菌移植的思路来治疗腹泻和食物中毒。中医在对微生物的理解和运用历史上先于世界其他各国，仅动物的粪在《本草纲目》中就有数十种记载，比如蝙蝠粪被称为夜明砂，鸽子粪被称为左盘龙，兔子粪被称为望月砂，颇为优雅。至于中药的排泄物入药，最为出名的应该就是童子尿和人中黄。

人中黄，中药名（别名：甘草黄、甘中黄），为甘草末置竹筒内，于人粪坑中浸渍一定时间后的制成品。具有清热凉血、泻火解毒之功效。常用于天行热病、温病发斑、大热烦渴、痘疮血热、丹毒、疮疡。总之，人类对于粪的运用远远超出常人的想象，古代中医技术创造了无数奇迹，未来医学的发展要靠同学们去创造！

项目十八　粪便显微镜检查

（一）实训目的
掌握粪便显微镜检查方法，熟悉粪便中各种有形成分的形态特点。

（二）实训原理
用生理盐水将粪便涂成薄片，在显微镜下根据粪便中各种细胞、寄生虫卵、食物残渣、结晶等病理成分的形态特征进行观察，计算数量并报告。

（三）实训用品
1. 器材：光学显微镜、载玻片、盖玻片、小镊子、竹签。
2. 试剂：生理盐水。
3. 标本：新鲜粪便。

（四）实训步骤
1. 制备涂片：取洁净载玻片，加生理盐水 1~2 滴，用竹签挑取外观异常的粪便或在不同部位多处取材，与生理盐水混合涂成薄片，面积应占玻片的 2/3，厚度以能透视纸上字迹为宜，加盖玻片。

2. 显微镜观察：首先用低倍镜观察有无虫卵、原虫和食物残渣等，再换高倍镜观察细胞的情况并对其数量进行估计。观察由上至下、由左至右，呈"城垛形"顺序避免重复。（▶视频2：粪便显微镜检查）

3. 报告方式：见表 18-1。

（1）文字描述：用低倍镜观察寄生虫虫卵、原虫和食物残渣等，报告是否查见以及数量多少。如"查见某种虫卵""查见较多植物细胞和纤维素"等。

（2）数值范围：对于高倍视野所见的细胞，用最低值和最高值范围报告。

表 18-1　粪便显微镜检查报告方式

视野中某种细胞数和寄生虫、虫卵数	报告方式
多个视野未发现	未见异常
观察多个视野仅见 1 个	偶见
有时不见，一个视野最多见到 2~5 个	0~5
6~10 个/视野（占视野面积 1/4）	6~15（+）
＞10 个/视野（占视野面积 1/2）	16~40（++）
视野中均匀分布，难以计数（占视野面积 1/3 及以上）	50 以上（+++~++++）

（五）参考区间
正常粪便无红细胞，不见或偶见白细胞，无寄生虫卵，可见少量食物残渣。

（六）注意事项
1. 多制备几张涂片以备进一步的检查，寄生虫虫卵检查应涂厚片，镜检时应盖上盖玻片，以免污染物镜。

2. 显微镜检查的目的是查找细胞、寄生虫和寄生虫卵等病理成分。阅片必须遵循全片观察，由上至下、由左至右的方式。显微镜检查时至少每张涂片观察 10 个视野。寄生虫及虫卵检查用低倍镜观察，细胞检查要用高倍镜观察。

3. 粪便中的人体细胞常有红细胞、粒细胞、巨噬细胞和上皮细胞等，应注意与植物细胞、植物纤维相区别，必要时用瑞氏染色鉴别。要注意观察有无肌纤维、结缔组织、弹性纤维、淀粉颗粒、脂肪小滴、结晶等病理成分。

（七）实训结果

（八）实训讨论

简述粪便显微镜检查的内容。

新闻链接

急！求婴儿粪便！生命垂危的宝宝，等你救命

彬彬（化名），2 个月婴儿，出现严重的皮疹、溃烂，家长多次带其到医院检查，却没有得到根治。随后，彬彬的父母带其前往华中科技大学同济医学院附属同济医院，被确诊为过敏性肠炎。医生建议做粪菌移植，"借用"外来菌群调节患儿肠道菌群，以修复肠黏膜，见效相对较快。

也许你会好奇，粪便真的能救人吗？据悉，从 2014 年 8 月至今，同济医院做了 70 例粪便移植手术，其中 40 多例是 1 岁以内的婴儿。同济医院小儿感染消化科黄教授介绍，人体肠道内约有 1000 多种细菌寄生，不仅参与消化，还维持免疫系统健康，帮助抵御感染。但如果菌群失衡，就可能导致疾病产生。通过胃镜、肠镜等方式将健康人的肠道菌群移植到患者肠道内，可帮助修复肠道菌群、调节免疫力，甚至能改进神经系统功能。（视频链接：http://ycvc.zyk2.chaoxing.com/bank/resourceinfo?_enctoken=0dfd289fdc054e55a1a772f7888dff65&dataId=22035522&pageId=0）

项目十九　粪便隐血试验

一、邻联甲苯胺法

（一）实训目的

掌握粪便隐血试验（occult blood test，OBT）邻联甲苯胺法的原理、方法和注意事项。

（二）实训原理

血红蛋白中的亚铁血红素有类似过氧化物酶的活性，能催化过氧化氢分解释放新生态氧，将受体邻联甲苯胺氧化成邻甲偶氮苯而显蓝色。

（三）实训用品

1. 器材：竹签、消毒棉签。

2. 试剂：

（1）10 g/L 邻联甲苯胺冰乙酸溶液：取邻联甲苯胺 1 g，溶于冰乙酸及无水乙醇各 50 ml 的混合液中，置于棕色瓶内，保存于 4℃冰箱，可用 2~12 周，若变色，则失效，应重新配制。

（2）3% 过氧化氢。

3. 标本：新鲜粪便。

（四）实训步骤

1. 制备涂片：用竹签挑取少许粪便涂于消毒棉签（滤纸或白瓷板）上。

2. 滴加试剂：滴加 10 g/L 邻联甲苯胺冰乙酸溶液及 3% 过氧化氢 1~2 滴于棉签（滤纸或白瓷板）标本上。

3. 结果判断：见表 19-1，📷图 19-1。

表 19-1　粪便隐血试验结果判断

结果判断	判断标准
阴性	加入试剂 2 min 后仍不显色
阳性	加入试剂 2 min 内显蓝色
+	加入试剂 10 s 后显浅蓝色，渐变蓝色
++	加入试剂后显浅蓝褐色，且逐渐加深
+++	加入试剂后立即显蓝褐色
++++	加入试剂后立即显蓝黑褐色

4. 报告方式：粪便隐血试验（邻联甲苯胺法）：阴性或阳性。

（五）参考区间

阴性。

（六）注意事项

1. 因 3% 过氧化氢不稳定，长时间放置可使反应减弱，所以试验前应检查试剂是否有效，可将过氧化氢滴于未染色的血片上，如产生泡沫则表示过氧化氢有效。

2. 实验所用的器材用具要清洁、干燥，无酸碱残留，无铁剂、血迹等污染。

3. 造成结果假阴性的原因：①反应时间不足，尤其当温度低时。②粪便中存在抑制过氧化物酶的物质。③粪便留取时间较长，血红蛋白被细胞分解。

（七）实训结果

粪便隐血试验（邻联甲苯胺法）：_____（阴性或阳性）。

（八）实训讨论

简述粪便邻联甲苯胺法隐血试验出现假阴性的原因。

二、单克隆抗体胶体金法

（一）实训目的

掌握 OBT 单克隆抗体胶体金检测法的原理、方法和注意事项。

（二）实训原理

胶体金是由氯化金和枸橼酸合成的胶体物质，具有胶体化的性质，呈紫红色。特制的乙酸纤维膜上含有均匀分布的胶体金标记的羊抗人 Hb 单克隆抗体和胶体金标记鼠 IgG，膜的上端由上至下依次包被羊抗鼠 IgG 抗体和羊抗人 Hb 多抗。检测时，将试纸条浸入被检的稀释粪便液中，粪便悬液通过层析的作用，沿着试纸条上行，如粪便中含有 Hb，在上行过程中与胶体金标记羊抗人 Hb 单克隆抗体结合，待行至羊抗人 Hb 多抗体线时，形成金标记的抗人 Hb 单抗 - 粪 Hb-羊抗人 Hb 多抗复合物，在纸条上显现一条紫红色线，即为隐血试验阳性；试带上胶体金标记鼠 IgG 随粪便悬液上行至羊抗鼠 IgG 处时，与之结合形成又一条紫红色线，为阴性对照线（试剂质控线），即隐血试验阳性时试带出现 2 条紫红色线；如果只显现 1 条紫红色线，为隐血试验阴性；试带无紫红色线出现，说明已失效。

（三）实训用品

1. 器材：试管，载玻片。

2. 试剂：商品试剂盒，蒸馏水。

3. 标本：新鲜粪便。

（四）实训步骤

1. 制备粪便悬液：取洁净干燥的小试管，加入 0.5 ml 蒸馏水（或载玻片 1 张，滴加 2~3 滴蒸馏水），取粪便 10~50 mg，调成均匀混悬液。

2. 浸试带：将试纸条的反应端浸入粪便混悬液中，5 min 内观察纸条上有无颜色变化。

3. 结果判断与报告：见表 19-2 和图 19-2。

表19-2　单克隆抗体胶体金法粪便隐血结果判断

结果判断标准	报告方式
反应线和质控线同时呈现紫红色	阳性
只有质控线呈现紫红色	阴性
反应线与质控线均不呈色	试带失效

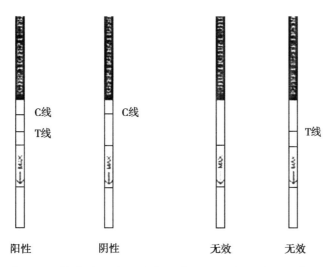

图 19-2　单克隆抗体胶体金法粪便隐血试验结果示意图

（五）参考区间

阴性。

（六）注意事项

1. 器材：标本收集容器避免被血迹污染。

2. 假阴性：①上消化道出血患者有时可因血红蛋白经过肠道消化酶降解变性而不具备原来的免疫原性，单克隆抗体与血红蛋白抗原不匹配。②消化道出血过多，抗原过剩出现后带现象。③粪便留取时间较长，血红蛋白被细胞分解。④金标试纸渗透性差，粪便渗透不良。

（七）实训结果

粪便隐血试验（单克隆抗体胶体金法）：_____（阴性或阳性）。

（八）实训讨论

怀疑由于消化道出血过多，造成粪便隐血试验单克隆抗体胶体金法出现假阴性，应该如何解决？

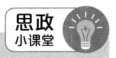

科学故事

粪便隐血试验阳性是大肠癌的早期信号之一吗？这个问题要从一个名人所经历的事件说起。

早在1984年里根连任美国总统时，曾有人提出反对，理由是里根的粪便隐血试验经常呈阳性，胃肠道可能有问题。1985年，里根总统连任成功后，其粪便隐血现象加重，经肠镜检查发现大肠内有多发性息肉及癌变，之后他便做了大肠癌切除手术。1986年，里根又出现粪便隐血试验阳性，再次经结肠镜检查发现息肉复发，于是又做了第二次手术。简单的粪便隐血试验，使这位美国前总统两次早期发现大肠癌及癌前病变，进而得以及时切除病变，从而避免了严重后果。由此可见，粪便隐血阳性是大肠癌很重要的一个早期信号。

脑脊液常规检验技术

　　脑脊液对维持中枢神经系统内环境的稳定具有重要作用，当中枢神经系统任何部位发生病变时（如感染、肿瘤、外伤、阻塞等），可导致脑脊液的性状和化学成分发生改变。通过检测脑脊液中各项指标的变化，可为中枢神经系统疾病的诊断、鉴别诊断、治疗和预后提供依据。

　　临床上关于脑脊液的检查较多，临床检验实验室的常规检验任务主要包括脑脊液的理学、化学（蛋白质定性检查）和显微镜检查等。

项目二十　脑脊液理学检查

（一）实训目的

掌握脑脊液理学检查的内容、操作方法和注意事项。

（二）实训用品

1. 器材：小玻璃试管。

2. 标本：新鲜脑脊液。

（三）实训步骤（▣视频1：脑脊液理学检查）

1. 肉眼观察

（1）颜色：自然光下肉眼观察脑脊液的颜色。

（2）透明度：在黑色背景下用肉眼观察脑脊液的透明度。

（3）凝块或薄膜：轻轻倾斜试管，用肉眼仔细观察脑脊液有无凝块或薄膜。

2. 报告方式

（1）颜色：分别以无色、乳白色（米汤样）、红色、黄色、绿色、褐色或黑色等报告。

（2）透明度：分别以清晰透明、微浑、浑浊等报告。

（3）凝块或薄膜：分别以无凝块、有凝块、有薄膜等报告。

（四）参考区间

无色、清晰透明、无凝块、无沉淀，放置 12~24 h 后不形成薄膜。

（五）注意事项

1. 标本：标本收集后应立即送检，一般不能超过 1 h。将脑脊液（CSF）分别收集于 3 个无菌试管中，每管1~2 ml，第一管用于化学和免疫学检查；第二管用于细菌培养，必须留于无菌小试管中；第三管用于一般性状检查和显微镜检查，细胞计数时应避免标本凝固。

2. 观察时间和方法

（1）疑为化脓性脑膜炎时，可将脑脊液在常温下放置1~2 h，再观察脑脊液表面有无薄膜、凝块和沉淀；疑为结核性脑膜炎时，应将标本在2~4 ℃环境中静置12~24 h，再观察脑脊液表面有无薄膜或纤细凝块形成。

（2）对颜色和透明度改变不明显的标本，应在灯光下衬以黑色背景仔细观察。

3. 结果判断：见表20-1。

表20-1　脑脊液性状和常见原因

性状	常见原因
室温下放置12~24 h，无凝块或薄膜	正常脑脊液
透明状，一般无明显变化	病毒性脑膜炎
凝块或薄膜，常为毛玻璃样浑浊	结核性脑脊液
米汤样、白色	各种化脓性细菌引起的脑膜炎
棕色或黑色	侵犯脑膜的中枢神经系统黑色素瘤
绿色	铜绿假单胞菌、肺炎链球菌和甲型链球菌引起的脑膜炎，高胆红素血症和脓性脑脊液
血性浑浊	中枢神经系统出血性疾病
黄色胶冻状	蛛网膜下腔出血

（六）实训结果

颜色：_____。

透明度：_____。

凝块或薄膜：_____。

（七）实训讨论

怀疑结核性脑膜炎时可采取哪些方法提高阳性检出率？

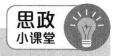

临床案例

经常流清水样鼻涕怎么办？可能是脑脊液鼻漏啦！你有没有想过，从鼻子里流出来的液体，有可能根本不是鼻涕？

1个月前，某院接诊了一位鼻腔流液的患者，患者自诉1个月前受凉后，出现了鼻腔流清水样涕的症状，当时以为是感冒了，可经过一段时间抗感染治疗后，流液并未减少。之后患者就诊于多家医院，均未明确病因。遂到某院行硬性鼻咽镜检查发现，患者鼻腔顶部有清水样液体流出。当即明确诊断为：脑脊液鼻漏。入院后为患者行脑脊液鼻漏修补术，术后患者鼻腔未再流液，术后2周复查，修补处愈合可。

项目二十一　脑脊液蛋白质定性检查

（一）实训目的

掌握脑脊液蛋白质潘迪（Pandy）定性试验的原理、操作方法和注意事项。

（二）实训原理

脑脊液中球蛋白与苯酚结合，形成不溶性蛋白盐而产生白色浑浊或沉淀，浑浊的程度与球蛋白含量相关。

（三）实训用品

1. 器材：小试管、刻度吸管、吸耳球、尖滴管、乳胶吸头。

2. 试剂：饱和苯酚溶液：取苯酚 10 ml（有结晶时，先放入 56℃水浴箱中加热助熔），加蒸馏水至 100 ml，充分混匀，置入 37℃温箱中数小时，见底层有苯酚析出，取上层饱和苯酚溶液于棕色瓶中避光保存。

3. 标本：新鲜脑脊液。

（四）实训步骤（▣视频 2：脑脊液化学检查）

1. 加试剂：取试剂 2 ml 于小试管中。

2. 加标本：用尖滴管垂直滴加脑脊液标本 1~2 滴于上述试管中。

3. 观察结果：在黑暗背景下，立即用肉眼观察结果。

4. 判断结果：见表 21-1。

表 21-1　潘迪试验结果判断

结果	判断依据
−	清晰透明，不呈现云雾状
±	呈微白雾状，对光不易看见，黑色背景下才能见到
+	灰白色云雾状
++	白色浑浊或白色薄云状沉淀
+++	白色絮状沉淀或白色浓云块状
++++	立即形成白色凝块

5. 报告方式：阴性、弱阳性或阳性（阳性程度根据表 21-1 报告）。

（五）参考区间

阴性或弱阳性。

（六）注意事项

1. 器材：试验所用的试管应选择小口径的试管为宜，内径一般为 12 mm 左右，加入试剂后立即观察。所用的试管和滴管必须洁净，否则易出现假阳性。

2. 试剂：苯酚不纯可引起假阳性，当室温在 10℃以下时，应将苯酚试剂保存在 37℃温箱中，否则饱和度降低，可致假阴性结果。

3. 标本：如果标本中红细胞过多，应离心沉淀取上清液检测；标本有血清蛋白混入时可引起假阳性。

4. 操作：加入标本后应立即在黑色背景下观察结果。可在正常脑脊液或配制与正常脑脊液基本成分相似的基础液中加不同浓度的球蛋白，作为阳性对照。

5. 评价：潘迪试验过于敏感，致使部分正常人亦出现极弱阳性结果，应注意正确评价试验结果。

（七）实训结果

脑脊液蛋白质定性试验（潘迪法）结果为：_____。

（八）实训讨论

正常人脑脊液以哪种蛋白质为主？潘迪试验对何种蛋白质敏感？

项目二十二 脑脊液显微镜检查

（一）实训目的

掌握脑脊液显微镜检查，包括细胞总数计数、白细胞计数和白细胞分类计数的方法。

（二）实训原理

1. 细胞总数计数：将脑脊液直接或稀释一定倍数后充入改良牛鲍计数板，在显微镜下计数一定范围内的细胞总数，经换算求出每升脑脊液中的细胞总数。

2. 白细胞计数：将脑脊液用冰乙酸溶解红细胞或用白细胞稀释液稀释一定倍数后充入改良牛鲍计数板，在显微镜下计数一定范围内的白细胞数，经换算求出每升脑脊液中的白细胞数。

3. 白细胞分类计数：白细胞计数后在高倍镜下依据白细胞的形态特征进行分类，或将脑脊液制成涂片并染色后在油镜下进行分类。

（三）实训用品

1. 器材：显微镜、改良牛鲍计数板、微量吸管、刻度吸管、吸耳球、小试管、乳胶吸头、干脱脂棉、载玻片、推片、离心机。

2. 试剂：生理盐水或红细胞稀释液、冰乙酸、白细胞稀释液、瑞氏染液或瑞-吉染液。

3. 标本：新鲜脑脊液。

（四）实训步骤

1. 细胞总数计数

（1）直接计数法：适用于清晰透明或微浑、细胞总数不高的脑脊液标本。

1）充池：将标本混匀，用微量吸管吸取适量混匀的脑脊液，充入计数板的上、下2个计数池。

2）计数：静置2~3 min，待细胞下沉后，在低倍镜下计数2个计数池内四角和中央大方格共10个大方格内的细胞总数。

3）计算：细胞数/L=10个大方格内的细胞总数×10^6/L。

4）报告方式：脑脊液细胞总数：XX×10^6/L。

（2）稀释计数法：适用于浑浊、细胞较多的脑脊液标本。

1）稀释：根据标本混浊程度、细胞多少，用生理盐水或红细胞稀释液对标本进行一定倍数的稀释。

2）充池：用微量吸管吸取混匀后的稀释脑脊液充入计数板1个计数池内。

3）计数：静置2~3 min，待细胞沉降后，在低倍镜下计数四角4个大方格内的细胞数。

4）计算：细胞数/L=（4个大方格内的细胞总数/4）×10×稀释倍数×10^6/L

5）报告方式：脑脊液细胞总数：XX×10^6/L。

2. 白细胞计数

（1）直接计数法：适用于白细胞总数不高、非血性或微浑的脑脊液标本。

1）破坏红细胞：在小试管内加入冰乙酸1~2滴，转动试管，使试管内壁黏附少量冰乙酸后倾去。滴加混匀的脑脊液3~4滴，混匀，静置2~3 min，待红细胞破坏。

2）充池：用微量吸管吸取混匀处理后的脑脊液，充入计数板上、下 2 个计数池内。

3）计数：静置 2~3 min，待细胞沉降后，在低倍镜下计数 2 个计数池内四角和中央大方格 10 个大方格内的白细胞总数。

4）计算：白细胞数 /L=10 个大方格内的白细胞总数 $\times 10^6$/L。

5）报告方式：脑脊液白细胞总数：XX$\times 10^6$/L。

（2）稀释计数法：适用于白细胞数较多、浑浊或血性的脑脊液标本。

1）稀释：根据标本浑浊程度不同，用白细胞稀释液对标本进行一定倍数的稀释，混匀，放置数分钟，破坏红细胞。

2）充池：用微量吸管吸取混匀的稀释后脑脊液充入 1 个计数池内。

3）计数：静置 2~3 min 后，在低倍镜下计数四角 4 个大方格内的白细胞数。

4）计算：白细胞数 /L=（4 个大方格内的细胞总数 /4）$\times 10 \times$ 稀释倍数 $\times 10^6$/L。

5）报告方式：脑脊液白细胞数：XX$\times 10^6$/L。

3. 白细胞分类计数

（1）直接分类法（视频 3：脑脊液显微镜检查）

1）高倍镜分类计数：白细胞计数后，将低倍镜转为高倍镜，根据细胞形态和细胞核形态进行直接分类。分别计数单个核细胞（包括淋巴细胞、单核细胞、间皮细胞）和多个核细胞（粒细胞），至少计数 100 个有核细胞，并以百分率表示。如白细胞不足 100 个，应直接写出单个核细胞和多个核细胞的具体数值。

2）报告方式：脑脊液细胞分类：单个核细胞 XX%；多个核细胞 XX%。

（2）染色分类法：适用于细胞形态异常或数量过多，不易区分细胞形态的标本。

1）离心：将脑脊液以 1500 r/min 离心 5 min。

2）制备涂片：取沉淀物 2 滴，加正常血清 1 滴，制成均匀薄片，置于室温下或 37℃恒温箱内待干。

3）染色：瑞氏或瑞 - 吉染色。

4）油镜分类计数：油镜下至少分类计数 100 个有核细胞。

5）报告方式：与外周血白细胞分类计数相同。

（五）参考区间

1. 细胞总数计数：正常人脑脊液中无红细胞，仅有少量白细胞。

2. 白细胞计数：成人（0~8）$\times 10^6$/L；儿童（0~15）$\times 10^6$/L；新生儿（0~30）$\times 10^6$/L。

3. 白细胞分类计数

（1）直接分类法：多为单个核细胞，以淋巴细胞及单核细胞为主，两者之比约为 7∶3，偶见内皮细胞。

（2）染色分类法：①成人：淋巴细胞 40%~80%，单核细胞 15%~45%，中性粒细胞 0%~6%。②新生儿：淋巴细胞 5%~35%，单核细胞 50%~90%，中性粒细胞 0%~8%。

（六）注意事项

1. 细胞计数：应在标本采集后 1 h 内完成，以免细胞变形、破坏或脑脊液凝固影响计数结果。如遇高球蛋白标本时，可用 EDTA 盐抗凝。

2. 细胞总数计数：标本在充池前要充分混匀，计数时，应注意白细胞、红细胞与新型隐球菌的区别。红细胞加乙酸后即溶解，白细胞和新型隐球菌均不溶解，新型隐球菌加优质墨汁染色后可见不着色的荚膜。

3. 白细胞计数：直接计数时也可用微量吸管先吸取冰乙酸，然后弃去，再吸取少量混匀的脑脊液，直接充池计数；直接计数时应将试管或吸管中的冰乙酸尽量甩干，以免标本稀释，使结果偏低。

4. 血性标本：为除去因出血引起的白细胞数偏高，可用下式进行校正：

$$脑脊液细胞校正值/L = 脑脊液白细胞数校正前 - \frac{脑脊液红细胞数 \times 血液WBC数}{血液RBC数}$$

5. 细胞分类

（1）若标本陈旧、细胞变形，白细胞直接分类法误差大，应改用涂片染色分类法分类计数。

（2）细胞分类计数时，如发现较多的皱缩或肿胀等异常红细胞，应如实报告，以协助鉴别陈旧性出血或新鲜出血；如发现内皮细胞或异常细胞，必须用巴氏染色或HE染色查找肿瘤细胞。

6. 计数板消毒：实验结束后，应将血细胞计数板于75%乙醇中浸泡消毒60 min，忌用酚浸泡，以免损坏计数板的划线。

（七）实训结果

1. 细胞总数计数：＿＿＿＿＿＿＿＿＿＿＿＿＿。

2. 白细胞计数：＿＿＿＿＿＿＿＿＿＿＿＿＿。

3. 白细胞分类计数：＿＿＿＿＿＿＿＿＿＿＿＿＿。

（八）实训讨论

分析脑脊液细胞计数及分类计数的临床意义。

榜样力量

广东三九脑科医院检验科主任许绍强，他虽不是国内最早开展脑脊液细胞学检测的第一人，但却用十年磨一剑的非凡意志和毅力，编写并出版了国内首部集基础理论、图谱及临床诊断思路于一体的专著——《脑脊液细胞学图谱及临床诊断思路》。他，是深耕在脑脊液细胞学领域的"侦察兵"，也是神经系统领域众多疑难疾病确诊的"幕后功臣"，更是一个怀揣梦想、坚守初心、认真对待每一份标本的医者。

精准检验，才能有精准治疗。临床上，如果医生拿不到精准的检验结果，就很难开展针对性治疗。而且许多中枢神经系统疾病的病理生理改变，往往只反映在脑脊液中。此时，脑脊液细胞学检查就能起到"一锤定音"的作用。

检验工作要与临床工作相结合。现代医学技术的发展进步，极大地提高了中枢神经系统疾病的诊疗水平，但脑脊液细胞学诊断仍然是不可替代的技术。脑脊液细胞学检查诊断技术对中枢神经系统感染性疾病、脑膜瘤病、中枢神经系统白血病及淋巴瘤、脑血管病等疾病的诊断、鉴别诊断、疗效观察和预后评估等有重要的价值。不过，由于颅内病变脱落的细胞数量有限，能不能找到异常细胞、能不能准确鉴别细胞的性质，不仅对检查者的能力与鉴别水平有着极高要求，还要求检验工作与临床工作相结合。许绍强一直强调，要不断提高专业水平，还要重视与临床医生乃至患者的沟通。"检验医生要从接收标本、离心、上机检验和分发报告的单纯技术工作中走出来，积极主动地参与临床的分析与诊断，这对提高检验对临床的服务水平可起到事半功倍的效果。"

随着脑脊液细胞学检查对颅脑疾病诊断参考价值的不断被认可，开展脑脊液细胞学检查及诊断技术的单位也越来越多。患者在医院经过规范治疗获得康复，除了有医生的巧施妙手、护士的精心护理外，同时也离不开通过检验检查取得的结果依据。检验人作为"幕后功臣"，一直在默默地为患者提供精准的检验数据而努力。

浆膜腔积液常规检验技术

📖 学习情境描述

　　人体胸腔、腹腔和心包腔统称为浆膜腔。正常情况下，浆膜腔内仅含有少量液体，可起到润滑作用。病理情况下，大量液体在浆膜腔内潴留而形成浆膜腔积液。根据积液产生的原因及性质不同，浆膜腔积液通常分为漏出液和渗出液。

　　临床检验实验室的主要任务是鉴别积液的性质，为临床诊断提供重要依据，浆膜腔积液常规检验主要包括理学、化学（蛋白质定性检查）和显微镜检查等。

项目二十三　浆膜腔积液理学检查

（一）实训目的

掌握浆膜腔积液理学检查的内容、操作方法和注意事项。

（二）实训原理

因漏出液与渗出液的产生机制不同，故各种体液的颜色、透明度、凝固性等也有不同，可以通过肉眼和感观的方法加以区别。

（三）实训用品

1. 器材：量筒、比重计、比重筒、一次性滴管。

2. 标本：新鲜浆膜腔积液。

（四）实训步骤（▶视频1：浆膜腔积液理学检查）

1. 观察颜色：肉眼观察浆膜腔积液的颜色变化。渗出液浑浊，可呈深浅不同的黄色、红色、乳白色等颜色；漏出液多为淡黄色，稀薄透明，根据观察到的颜色如实描述并报告。

2. 观察透明度：观察时可轻摇标本，用肉眼观察浆膜腔积液透明度的变化。漏出液清晰透明；渗出液可出现不同浊度，如"微浑""浑浊"等，根据观察到的透明度如实描述报告。

3. 观察凝固性：倾斜浆膜腔积液试管，肉眼观察有无凝块形成，结果可根据标本情况不同，用"无凝块""有凝块"报告。

4. 测定比密：将充分混匀的浆膜腔积液缓慢倒入比重筒中，高度以能悬浮起比重计为宜。将比重计轻轻放入装有浆膜腔积液的筒中并加以捻转，待其静置自由悬浮于浆膜腔积液中（勿使其接触比重筒壁），读取与液体凹面相重合的比重计上的标尺刻度数值并作记录。

（五）参考区间

1. 外观：漏出液为浅黄色清晰透明或微浑；渗出液为黄色、黄绿色、红色、咖啡色等不同的颜色，浑浊。

2. 比密：漏出液＜1.015，渗出液＞1.018。

（六）注意事项

1. 器材：保持比重计干净、刻度准确，测定比密后，应立即浸泡、清洗干净，以免蛋白质凝固在比重计上，影响准确性。如标本量少，可采用折射仪测定比密。

2. 标本：浆膜腔积液标本一般分装在2支试管内送检：一管做细胞学检查，为避免标本凝固，引起细胞变性破坏而影响结果，应加100 mg/ml 乙二胺四乙酸二钠或二钾抗凝，每0.1 ml 可抗凝6 ml 标本；另一管不加抗凝剂，用以观察有无凝固现象。

3. 判断结果

（1）当标本颜色或透明度改变不明显或难以观察时，应以黑色为背景，在灯光下仔细观察。

（2）标本呈黄色时一般为渗出液，多见于炎症性积液，呈云雾状浑浊样，甚至呈脓性，凝固性高、比密增高；浅黄色透明的标本一般为漏出液，清晰或微浑，一般无凝固。

（3）当标本中含有大量纤溶酶时，可将纤维蛋白溶解，使渗出液看不到凝块，应结合其他试验分析标本情况。

4. 妥善处理残余标本：检验完毕后，余留的标本和所用的器皿应按《临床实验室废物处理原则》（S/T/49）的规定处理，以免造成污染。

（七）实训结果

颜色：_____。

透明度：_____。

凝固性：_____。

比密：_____。

（八）实训讨论

浆膜腔积液理学性状改变及其临床意义是什么？

榜样力量

　　钟南山，呼吸内科专家，中国工程院院士。1960年毕业于北京医学院（现北京大学医学部），长期从事呼吸内科的医疗、教学、科研工作。2003年，一场突如其来的SARS病毒席卷全球，面对可能出现的社会混乱，钟南山第一个站出来向公众宣布，非典并非不治之症。他的话及时安抚了慌乱的民众，平稳了社会情绪。面对突如其来的SARS疫情，他冷静、无畏，以医者的妙手仁心挽救生命，以科学家实事求是的科学态度应对灾难。他以令人景仰的学术勇气、高尚的医德和深入的科学探索给予了人们战胜疫情的力量。2020年武汉疫情肆虐时，84岁的钟南山临危受命，出任国家卫健委高级别专家组组长，亲赴武汉防疫最前线了解情况、指导工作。钟南山用他的专业使人们了解真相，使普通大众科学面对疫情，齐心协力共克时艰。他既是院士，更是战士；既有医者仁心的专业技术，也有战士迎难而上的拼搏狠劲，更有国士的勇于担当。而在他那看似无坚不摧的外衣之下，却深藏一颗柔情似水的仁者之心、一腔热血爱国的赤诚之情。

项目二十四　浆膜腔积液黏蛋白定性检查

（一）实训目的

掌握浆膜腔积液黏蛋白定性（李凡他试验）的原理和方法。

（二）实训原理

浆膜上皮细胞在炎症刺激下，分泌黏蛋白增多。黏蛋白是一种酸性糖蛋白，等电点 pH 为 3~5。在稀乙酸溶液中可以产生白色云雾状沉淀，即李凡他（Rivalta）反应。

（三）实训用品

1. 器材：100 ml 量筒、滴管、乳胶吸头。

2. 试剂：冰乙酸、蒸馏水。

3. 标本：新鲜浆膜腔积液。

（四）实训步骤（▶视频2：浆膜腔积液化学检验）

1. 加试剂：加 2~3 滴冰乙酸于 100 ml 量筒中，再加大约 100 ml 蒸馏水，充分混匀，此时溶液的 pH 为 3~5，静置数分钟。

2. 加标本：垂直滴加待测标本 1 滴于量筒中。

3. 观察结果：立即在黑色背景下观察有无白色云雾状沉淀生成及其下降程度。

4. 判断结果：见表 24-1。

表 24-1　浆膜腔积液黏蛋白定性结果判断

结果	判断依据
–	清晰不显雾状或有轻微白色雾状浑浊，但在下降过程中消失
±	渐呈白雾状
+	加入标本后立即出现灰白色云雾状
++	白色浑浊或白色薄云状沉淀
+++	白色絮状沉淀或白色浓云块状沉淀

5. 报告方式：黏蛋白定性试验：阴性、可疑（±）或阳性（+~+++）。

（五）参考区间

漏出液：阴性；渗出液：阳性。

（六）注意事项

1. 标本：血性浆膜腔积液经离心沉淀后，用上清液进行检查。

2. 器材与试剂

（1）量筒的高度与蒸馏水的量要足够。

（2）根据漏出液主要成分制备基础液，在其中加入不同量的黏蛋白作为阳性对照。

（3）在量筒中加入冰乙酸及蒸馏水后应充分混匀，否则会产生假阴性。

3. pH：保证 pH 3~5 的酸碱度，加冰乙酸不宜过多，以免 pH 偏离浆膜黏蛋白的等电点而产生假阴性。

4. 结果判断

（1）加入标本后立即在黑色背景下仔细观察结果。如浑浊不明显，下沉缓慢，且中途消失，即为阴性。

（2）标本中球蛋白含量增高时试验可呈假阳性，必要时可进行鉴别试验。方法是先将标本滴入未加冰乙酸的蒸馏水中观察，如有白色云雾状沉淀，此乃球蛋白不溶于水所致。

（七）实训结果

浆膜腔积液蛋白质定性试验结果为：_____。

（八）实训讨论

造成李凡他试验假阳性的可能因素有哪些？如何控制？

专业前沿

李凡他试验：又名 Rivalta test，该检测项目由意大利医生 Fabio Rivalta 发明，他于 1895 年发表了该方法的详细报告，用于区分人体腔积液中的渗出液和漏出液。此后，Rivalta 检测在德国、波兰、俄罗斯和法国等国家得到广泛应用。该检测的原理是将渗出液样品加入醋酸溶液中会形成沉淀。该检测费用低廉，可以在诊所环境中快速进行。随着检验方法的发展，该检测被其他分析方法所替代，包括胸膜腔积液乳酸脱氢酶 [LDH] 活性、胸水／血清 LDH 比和胸水／血清蛋白比。目前也用于宠物疾病检测，对于猫感染性腹膜炎，该检测对诊断具有较高的敏感性和特异性。

项目二十五　浆膜腔积液显微镜检查

（一）实训目的

掌握浆膜腔积液显微镜检查的内容和操作方法。

（二）实训原理

根据浆膜腔积液中各种细胞的形态特点，通过计算一定体积内的细胞数，计算出标本中的细胞总数。通过将标本染色后分类计数，计算出浆膜腔积液中各种细胞的数量或百分比。

（三）实训用品

1. 器材：显微镜、改良牛鲍计数板、微量吸管、试管、吸管、吸耳球、乳胶吸头、干脱脂棉、玻棒、盖玻片、绸布。

2. 试剂：生理盐水或红细胞稀释液、冰乙酸、白细胞稀释液、瑞氏染液或瑞 - 吉染液。

3. 标本：新鲜浆膜腔积液。

（四）实训步骤（ 📹视频 3：浆膜腔积液显微镜检查 ）

1. 有核细胞计数：计数方法与脑脊液相同。

（1）直接计数法：适用于有核细胞数不高的清晰透明或微浑的积液标本。

1）破坏红细胞：在小试管内加入冰乙酸 1~2 滴，转动试管，使试管内壁黏附少许冰乙酸后倾去。滴加浆膜腔积液 3~4 滴，混匀，放置 2~3 min，使红细胞破坏。

2）充池：用微量吸管吸取浆膜腔积液（混匀破坏红细胞后）充入上、下 2 个计数池。

3）计数：静置 2~3 min 后，于低倍镜下计数 2 个计数池内四角和中央大方格共 10 个大方格内的有核细胞数。

4）计算：有核细胞数 /L=10 个大方格内的有核细胞数 ×10^6/L。

5）报告方式：有核细胞数：XX×10^6/L。

（2）稀释计数法：适用于浑浊的积液标本。

1）稀释：根据标本混浊程度不同，用白细胞稀释液对标本进行一定倍数的稀释混匀，放置数分钟，破坏红细胞。

2）充池：用微量吸管吸取混匀稀释后的浆膜腔积液，充入 1 个计数池。

3）计数：静置 2~3 min 后，在低倍镜下计数 1 个计数池内的四角和中央大方格共 5 个大方格内的细胞总数。

4）计算：有核细胞数 /L=5 个大方格内的细胞总数 ×2× 稀释倍数 ×10^6/L。

5）报告方式：有核细胞数：XX×10^6/L

2. 有核细胞分类计数

（1）直接分类法：

1）高倍镜分类计数：有核细胞计数后从低倍镜转为高倍镜，直接在高倍镜下根据细胞形态和细胞核形态进行分类，分别计数单个核细胞（包括淋巴细胞、单核细胞及间皮细胞）和多个核细胞（粒细胞），共分类计数 100 个，并以百分率表示。若白细胞数不足 100 个，则直接写出单个核细胞和多个核细胞的具体数值。

2）报告方式：浆膜腔积液细胞分类：单个核细胞 XX%，多个核细胞 XX%。

（2）染色分类法

1）离心：将积液以 1500 r/min 转速离心 5 min。

2）制备涂片：取沉淀物推片制成均匀薄片，置于室温下或 37℃温箱内干燥。

3）染色：瑞氏或瑞-吉染色。

4）油镜分类计数：在油镜下至少分类计数 100 个有核细胞。

5）报告方式：一般标本中可见淋巴细胞、中性粒细胞、嗜酸性粒细胞和间皮细胞等，与外周血白细胞分类计数相同。

（五）参考区间

有核细胞计数：漏出液 $< 100 \times 10^6/L$；渗出液 $> 500 \times 10^6/L$。

（六）注意事项

1. 标本：标本采集后应立即送检，及时检查。如标本久置可致细胞破坏，影响细胞计数及分类结果。

2. 操作

（1）注意有核细胞计数应包括间皮细胞。

（2）有核细胞计数，标本在充池前应充分混匀。必要时可采用细胞玻片离心沉淀仪收集细胞，以提高白细胞分类计数的准确性。

（3）直接计数时要将试管或吸管中的冰乙酸尽量除去，否则会导致结果偏低。

（4）有核细胞分类计数误差大，尤其是对于陈旧性、细胞变形的标本，故推荐采用涂片染色分类计数。

（5）染色分类计数过程中，若发现间皮细胞和不能分类的异常细胞，应另外描述或做 HE、巴氏染色查找肿瘤细胞。

（七）实训结果

有核细胞计数：＿＿＿＿＿＿＿＿＿＿＿。

有核细胞分类：单个核细胞：＿＿＿＿＿＿＿；多个核细胞：＿＿＿＿＿＿＿。

（八）实训讨论

请简述漏出液和渗出液的鉴别要点。

榜样力量

浙江省杭州医学院附属人民医院检验中心的吴茅教授，苦心钻研 30 余年，锐意进取，厚积薄发，全身心执着于浆膜腔积液研究。他的新作《浆膜积液细胞图谱新解及病例分析》萃取了匠人智慧精华，升华了卓越的技术理念，立足于临床工作实践，汇集宝贵经验点滴，是医学检验人员、教职人员以及医学院校学生在医疗、科研、教学及医患交流等工作学习中的专业宝典。在杭州医学院检验医学院一次教育讲座中，吴茅教授提到"大人不华，君子务实"，他希望同学们无论何时都应秉持务实之观念，在努力学习的同时脚踏实地，奋勇争先，成为新一代优秀的检验人。

生殖道分泌物检验技术

📖 **学习情境描述**

生殖道分泌物检验是通过对男性精液、前列腺液和女性阴道分泌物的理学、化学以及显微镜检查来判断生殖系统是否存在炎症、肿瘤等疾病的一项检验技术。

作为检验工作者，除了需要熟练掌握生殖道分泌物检验的规范操作程序之外，还需要熟悉各种影响生殖道分泌物标本质量的影响因素，并能正确指导临床和患者采集标本，以得到可靠的实验结果，从而为临床疾病的诊断及鉴别诊断提供有价值的信息和依据。

项目二十六　精液检查

一、精液一般性状检查

（一）实训目的

掌握精液一般性状检查的内容及操作方法。

（二）实训原理

精液排出体外后将发生液化，采用理学方法对精液的一般性状进行观察。

（三）实训用品

1. 器材：刻度试管、计时器、37℃温箱、玻棒、精密 pH 试纸（pH 5.9~9.0）或 pH 计。

2. 标本：新鲜精液。

（四）实训步骤（📺视频1：精液一般性状检查）

1. 观察外观：取刚排出的精液，肉眼观察其颜色与透明度，并记录。

2. 记录液化时间：将全部精液置于37℃温箱内，15 min 后，不时观察精液的流动性。当精液由胶冻状转为流动状液体时，停止计时，此过程所需的时间称为液化时间。

3. 判断黏稠度（玻棒法）：用玻棒挑起精液，观察有无拉丝及拉丝长度，以判断其黏稠度。

4. 测定精液量：用刻度试管测量全部液化精液的量。

5. 测定酸碱度：从温箱内取出精液，用精密 pH 试纸测试液化精液的酸碱度。

6. 报告方式

（1）颜色与透明度：颜色以灰白色、乳白色、淡黄色、黄色、棕色、鲜红色或暗红色等报告；透明度以透明或不透明报告。

（2）液化时间：XX min。

（3）黏稠度：精液拉丝长度 X cm。

（4）精液量：X.X ml。

（5）精液 pH：pH X.X。

（五）参考区间

1. 颜色和透明度：灰白色或乳白色（久未射精可呈淡黄色），半透明。

2. 液化时间：< 60 min。

3. 黏稠度：刚排出的精液具有高度黏稠性，拉丝长度< 2 cm，呈水样。

4. 精液量：1.5~6.0 ml。

5. pH：7.2~8.0。

（六）注意事项

1. 收集全部精液于干净容器内，并于 30 min 内保温送检。

2. 观察液化时间时注意保温（接近正常体温）。

3. 待检者检查前应禁欲 2~7 天。

4. 因精液 pH 随放置时间延长会下降，故应在射精后 1 h 内完成测定。

（七）实训结果

颜色与透明度：

液化时间：

黏稠度：

精液量：

精液 pH：

（八）实训讨论

简述精液标本液化的机制。

二、精子计数

（一）实训目的

掌握精子计数的方法。

（二）实训原理

碳酸氢钠可破坏精液黏稠度，甲醛可固定精子。液化精液标本经含上述物质的稀释液稀释后，充入计数池内，在显微镜下计数一定范围内的精子数，换算成每升精液中的精子数。

（三）实训用品

1. 器材：刻度吸管、吸耳球、微量吸管、盖玻片、绸布、乳胶吸头、干脱脂棉、显微镜、血细胞计数板、小试管。

2. 试剂：精子稀释液（碳酸氢钠 5 g、40% 甲醛 1 ml、加蒸馏水至 100 ml，混匀备用）。

3. 标本：新鲜液化精液。

（四）实训步骤

1. 稀释精液：取精子稀释液 0.38 ml 于小试管内，再加入混匀的液化精液 20 μl，充分混匀。

2. 充池：取 1 滴混匀后的稀释精液，充入计数板内，静置 3~5 min。

3. 计数：以精子头部作为基准进行计数。高倍镜下计数中央大方格内四角及中央 5 个中方格内的精子数。

4. 计算：精子数 /L=$N \times 5 \times 10 \times 20 \times 10^6 = N \times 10^9$/L

式中：N 表示 5 个中方格内的精子数；"×5"指将 5 个中方格内的精子数换算成 1 个大方格内的精子数；"×10"指将 1 个大方格内的精子数换算成 1 μl 精液内的精子数；"×20"指精液的稀释倍数；"$\times 10^6$"指由 1 μl 换算成 1 L。

精子总数 = 精子数 /L× 精液量（ml）$\times 10^{-3}$。

5. 报告方式：精子计数 XX$\times 10^9$/L；精子总数 XX$\times 10^6$/1 次射精。

（五）参考区间

精子计数 ≥15$\times 10^9$/L；精子总数 ≥39$\times 10^6$/1 次射精。

（六）注意事项

1. 精子数量变异较大，较准确的计数应在 2~3 个月内分别取 3 份或更多的精液标本进行检查。出现 1 次异常结果，应间隔 7 天后复查，反复查 2 次以上方能得出较准确的结果。

2. 如常规检查未发现精子，应离心后取沉淀物检查。若仍无精子，才能确定为无精子症。

3. 在 10~15 min 内计数完毕。

（七）实训结果

精子计数：_____$\times 10^9$/L。

精子总数：_____$\times 10^6$/1 次射精。

（八）实训讨论

简述精子数量减少的原因。

三、精子形态学检查

（一）实训目的

掌握精子正常形态及其检查方法。

（二）实训原理

正常精子形似蝌蚪状，分头、体、尾三部分，长 50~60 μm。头部呈椭圆形，尾长可弯曲。将液化精液涂片后，经过染色，在显微镜下观察 200 个精子，观察形态正常和异常的精子数及其各自所占的比例。

（三）实训用品

1. 器材：显微镜、载玻片、刻度吸管。

2. 试剂：95% 乙醇、乙醚、香柏油、瑞 - 吉染液。

3. 标本：新鲜液化精液。

（四）实训步骤

1. 制片：取液化精液 1 滴于载玻片上，采用压、拉涂片法或推片法制片，自然干燥。

2. 固定：用等量 95% 乙醇和乙醚的混合液固定 5~15 min。

3. 染色：进行瑞 - 吉染色。精子头部顶体染成淡蓝色，顶体后区域染成深蓝色，中段染成淡红色，尾部染成蓝色或淡红色，细胞质小滴位于头部后面或中段周围。

4. 观察结果：油镜下计数 200 个精子，观察精子形态，报告形态正常和异常精子的百分率。（▶视频 2：精子的形态）

5. 结果判断

（1）头部异常：有大头、小头、尖头、双头、梨形头、无定形头及头部边缘不齐等。

（2）体部异常：有分支、双支、体部肿胀甚至消失。

（3）尾部异常：有双尾、卷曲尾、断尾、尾部消失等。

6. 结果报告：正常形态精子占 X%，有无异常形态精子及其类型和百分率。

（五）参考区间

正常形态精子≥30%。

（六）注意事项

1. 观察精子形态时，同时也要注意有无红细胞、白细胞、上皮细胞和肿瘤细胞等。

2. 注意观察有无未成熟的生殖细胞。如发现未成熟生殖细胞，应计数 200 个生殖细胞（包括精子），计算其未成熟生殖细胞的百分率。

3. 如果精子数 > 10×10^9/L，可直接涂片检查；如果精子数 < 10×10^9/L，则应将精液离心 15~20 min（2000 r/min）后，取沉淀物涂片检查。

4. 衰老的精子体部也可膨大并有被膜，不宜列入异形精子。

（七）实训结果

正常形态精子：_____%；异常形态精子：_____%。

（八）实训讨论

简述常见的异常精子形态。

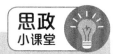

专业前沿

　　全自动精子分析仪具备精子密度、精子活率、精子运动轨迹、精子运动分布图、精子总数等30项以上精子检测分析功能，可对畸形精子、白细胞、红细胞、衣原体、支原体等有形成分分析统计，并且可对精子图像进行数学形态化识别后自动分配编号，每个精子有一个独立编号，然后对其运动轨迹进行精确跟踪识别，以取得比较精确的运动参数和统计学参数，从而大大提高精确度，在医院被普遍使用，并受到广大患者的信赖。

　　全自动精子分析仪能提供更为精准的检验结果，能够极大地提高临床检测水平，现被广泛应用于医院的泌尿科、男性科、妇产（试管婴儿）科、计划生育和优生优育研究等。

项目二十七　前列腺液检查

一、前列腺液一般性状检查

（一）实训目的
掌握前列腺液一般性状检查的内容及操作方法。

（二）实训原理
通过理学方法对新鲜前列腺液进行检查，以观察其颜色、性状、pH 的变化。

（三）实训用品
1. 器材：pH 试纸、载玻片、刻度吸管。
2. 标本：新鲜前列腺液。

（四）实训步骤
1. 观察外观：取新鲜前列腺液 1 滴于载玻片上，肉眼观察其颜色和性状，并记录。
2. 测定酸碱度：用 pH 试纸测试前列腺液的酸碱度，并记录其 pH 值。
3. 报告方式
（1）外观：颜色以乳白色、黄色或红色等报告；性状以稀薄、浑浊、黏稠或脓性黏稠等报告。（▣视频 3：前列腺液一般性状检查）
（2）酸碱度：pH X.X。

（五）参考区间
稀薄，淡乳白色，pH 6.3~6.5。

（六）注意事项
1. 标本采集后应立即送检，以免干涸。
2. 采集标本时应弃去流出的第 1 滴前列腺液。
3. 前列腺急性感染时，原则上禁止按摩前列腺。只有全身应用足够抗生素时，才可进行前列腺按摩。
4. 检查前 3 天内禁止性生活，因性兴奋前后前列腺液内的细胞常增加。

（七）实训结果
外观：_____。

酸碱度：_____。

（八）实训讨论
简述采集前列腺液标本时的注意事项。

专业前沿

随着生活方式和饮食习惯的改变，我国前列腺癌发病率逐年上升，而前列腺癌早期症状与前列腺增生相近，且病灶位置较深，早期检出仍具有一定困难。炎症因子是前列腺癌发生发展的重要促发因素，既往报道显示，炎症微环境为肿瘤细胞增殖和血管生长创造了有利条件，炎性因子表达水平与肿瘤恶性程度相关。前列腺特异抗原（PSA）属单链糖蛋白，其作为前列腺癌早期筛查的肿瘤标记物已被临床广泛应用，但近年来报道显示PSA检测存在假阳性结果，而fPSA/tPSA较单项检测具有更高的特异性。

前列腺炎性因子与fPSA/tPSA联合用于前列腺癌诊断，结果显示其敏感度和特异度均得到显著提高，提示前列腺液炎性因子联合fPSA/tPSA检测有助于前列腺癌的早期诊断。

二、前列腺液显微镜检查

（一）实训目的

掌握前列腺液显微镜检查的内容及操作方法。

（二）实训原理

前列腺液经涂片、染色后，于显微镜下观察其成分变化。

（三）实训用品

1. 器材：显微镜、刻度吸管、载玻片、盖玻片。

2. 试剂

（1）乙醚乙醇固定液：乙醚 49.5 ml、95% 乙醇 49.5 ml、冰乙酸 1 ml，混匀备用。

（2）瑞 - 吉染液或革兰染液等。

3. 标本：新鲜前列腺液。

（四）实训步骤

1. 直接涂片法

（1）制备涂片：取新鲜前列腺液 1 滴于载玻片上，加盖玻片。

（2）显微镜观察：高倍镜下观察 10 个视野内的卵磷脂小体、前列腺颗粒细胞、淀粉样小体、白细胞、红细胞、精子、上皮细胞、结石、滴虫等。（▶视频 4：前列腺液显微镜检查）

2. 涂片染色法

（1）制备和固定涂片：常规制备前列腺液涂片，干燥后在乙醚乙醇固定液中固定 10 min，自然干燥。

（2）染色：根据检查目的进行不同的染色。

（3）显微镜观察：高倍镜下观察各种细胞成分及其形态变化（特别是肿瘤细胞）。

3. 结果判断

（1）卵磷脂小体按下列标准判断：

（+）：卵磷脂小体平均占高倍镜 1/4 视野。

（++）：卵磷脂小体平均占高倍镜 1/2 视野。

（+++）：卵磷脂小体平均占高倍镜 3/4 视野。

（++++）：高倍镜下卵磷脂小体均匀布满视野。

（2）细胞按"尿液细胞"判断标准进行判断。

4. 结果报告：①卵磷脂小体：分布情况 /HP。②白细胞：X 个 /HP。③红细胞：X 个 /HP。④前列腺颗粒细胞：X 个 /HP。

（五）参考区间

卵磷脂小体：满视野 /HP。白细胞：< 10 个 /HP。红细胞：< 5 个 /HP。前列腺颗粒细胞：≤1 个 /HP。

（六）注意事项

1. 标本采集后立即送检，以免干涸。

2. 先用低倍镜观察全片，再用高倍镜观察。

3. 前列腺急性感染时，原则上禁止按摩前列腺。只有全身应用足够抗生素时，才可进行前列腺按摩。

4. 检查前 3 天内禁止性生活，因性兴奋前后前列腺液内的细胞常增加。

5. 采集标本时应弃去流出的第 1 滴前列腺液。

（七）实训结果

卵磷脂小体：　　　/HP。

白细胞：　　　个 /HP。

红细胞：　　　个 /HP。

前列腺颗粒细胞：　　　个 /HP。

（八）实训讨论

简述前列腺液检查的临床意义。

项目二十八　阴道分泌物检查

一、阴道分泌物一般性状检查

（一）实训目的
掌握阴道分泌物一般性状检查的内容及操作方法。

（二）实训原理
通过理学检查方法对新鲜阴道分泌物进行检查，以观察其颜色、性状和 pH 变化。

（三）实训用品
1. 器材：消毒棉拭子、pH 试纸。
2. 标本：新鲜阴道分泌物。

（四）实训步骤
1. 观察外观：用消毒棉拭子蘸取阴道分泌物，肉眼仔细观察消毒棉拭子上阴道分泌物的颜色和性状，并记录。（▣视频 5：阴道分泌物一般性状检查）
2. 测定酸碱度：用 pH 试纸检测阴道分泌物的酸碱度，并记录。
3. 报告方式
（1）外观：颜色以无色、黄色、黄绿色或红色等报告；以透明黏性、脓性、血性、豆腐渣样、水样或奶酪状等报告。
（2）酸碱度：pH X.X。

（五）参考区间
无色或淡乳白色，稀糊状。受卵巢功能影响，临近排卵期时，分泌物稀薄似蛋清状；排卵 2~3 天后，呈混浊黏稠状。育龄妇女 pH 4.0~4.5，幼女及绝经后妇女雌激素水平低，pH 可达 7 左右。

（六）实训结果
颜色：＿＿＿＿＿＿＿。

性状：＿＿＿＿＿＿＿。

酸碱度：＿＿＿＿＿＿＿。

（七）实训讨论
简述阴道分泌物一般性状检查的临床意义。

二、阴道分泌物显微镜检查

（一）实训目的

掌握阴道分泌物显微镜检查的内容及操作方法。

（二）实训原理

利用显微镜对阴道分泌物湿片和染色涂片检查，观察其清洁度和有无特殊细菌及细胞等。

（三）实训用品

1. 器材：消毒棉拭子、显微镜、载玻片、盖玻片。

2. 试剂：2.5 mol/L KOH 溶液、生理盐水、革兰染液。

3. 标本：新鲜阴道分泌物。

（四）实训步骤

1. 湿片检查

（1）制备涂片：于载玻片上滴加 1 滴生理盐水，取阴道分泌物与之混合并制成涂片，加盖玻片。

（2）观察阴道清洁度：先用低倍镜观察后，再用高倍镜检查，根据上皮细胞、白细胞（或脓细胞）、杆菌、球菌的多少，判断阴道清洁度。

（3）阴道毛滴虫检查：通过高倍镜观察有无阴道毛滴虫。

（4）真菌检查：于阴道分泌物涂片上加 1 滴 2.5 mol/L 的 KOH 溶液，混匀后加盖玻片，先用低倍镜观察，若发现有菌丝样物，再换高倍镜观察，检查有无真菌。

（5）线索细胞：通过高倍镜观察有无线索细胞。

（6）胺试验：于阴道分泌物上加 1 滴 2.5 mol/L 的 KOH 溶液，若有鱼腥样气味则为阳性，否则为阴性。

（7）报告方式：阴道清洁度：X 度；有无阴道毛滴虫。（▣视频 6：阴道分泌物清洁度检查）

2. 染色涂片检查

（1）制片、染色：取阴道分泌物涂片，自然干燥后，行革兰氏染色。

（2）显微镜检查：在低倍镜下观察全片染色情况，再用油镜观察各种细胞成分及其形态变化，并检查有无致病菌。

3. 报告方式：有无特殊细胞和致病菌。

（五）参考区间

清洁度 I ~ II 度，无致病菌和特殊细胞。

（六）注意事项

1. 取材要准确，并及时送检，否则会导致阴道毛滴虫死亡、淋病奈瑟菌自溶。检查阴道毛滴虫时还应注意保温送检。

2. 进行阴道清洁度检查时，标本必须新鲜，防止污染。

3. 湿片检查阴性时，应再用瑞氏染色或革兰氏染色，一次阴性不能排除诊断。

（七）实训结果

清洁度：_____。

滴虫：_____。

真菌：_____。

线索细胞：_____。

胺试验：_____。

（八）实训讨论

简述阴道清洁度的判断依据。

传统文化

"带下"之名，首见于《内经》，而"带下病"之名，首见于《诸病源候论》。带下病是临床常见的中医妇科四大症之一，主要是指带下的量明显增多，色、质和气味发生异常，或伴有全身及局部症状的一种疾病，古代称其为"白沃""赤沃""白沥""下白物"等。中医临证中常以"五色带下"为纲，五色之下，再以带下的色、质、味分虚实，虚证多由五脏不足、无力固摄带脉而致，实证则以肝热、湿热下注或湿毒外感为因，条分缕析，用药精准。

近几十年来，中医在海外尤其是在西方发展迅猛，从某种角度看，这显示了传统医学与占主流的西方医学的一次互补，也是中医的魅力所在。

脱落细胞检验技术

📖 学习情境描述

　　脱落细胞是自然收集或通过各种方法采集的来自人体各部位，特别是管腔器官表面的细胞，其检验方法往往是通过对相应的细胞染色之后，在显微镜下观察细胞是否正常、是否发生良性甚至恶性病变，从而为临床上疾病的筛检、诊断和鉴别诊断提供重要依据。

　　作为检验工作者，除了要熟练掌握细胞形态学特点外，还应该掌握脱落细胞检验过程中的各项操作、染色技术以及观察方法。

项目二十九　脱落细胞检验基本染色技术

一、巴氏染色

（一）实训目的
掌握巴氏染色的原理、方法和注意事项。

（二）实训原理
　　由于细胞各结构成分不同，对染料的吸附及亲和能力也不同。巴氏染色法中的酸性染料（如伊红、淡绿），其有色成分为阴离子，易与细胞中带正电荷的碱性物质（如胞质中的蛋白质）发生作用，呈现染料的颜色（如红色、绿色）；而碱性染料苏木素，其有色成分为阳离子，易与细胞中带负电荷的酸性物质（如细胞核中的 DNA）发生作用，呈现染料的颜色（蓝色）。

（三）实训用品
　　1. 器材：光学显微镜、擦镜纸、染色缸、血盖片。

　　2. 试剂：赫氏苏木素染液、橙黄 G^6 染液、EA^{36} 染液、0.5％盐酸乙醇溶液、稀碳酸锂溶液、不同浓度的乙醇溶液（50％、70％、80％及95％）、固定液、二甲苯、蒸馏水、中性光学树胶、香柏油以及醇醚混合液。

　　3. 标本：脱落细胞及细针吸取细胞涂片。

（四）实训步骤
　　1. 固定入水：将已制备好的涂片放入固定液中固定 15~30 min，然后放入蒸馏水中数秒钟。

2. 苏木素染核：将涂片放入赫氏苏木素染液中 3~5 min，至染色明显为止，取出用流水冲洗。

3. 盐酸乙醇分化（色）：将涂片放入 0.5% 盐酸乙醇溶液中数秒钟，待涂片变成淡红色后取出，用流水冲洗。

4. 稀碳酸锂溶液返蓝（蓝化）：将涂片放入稀碳酸锂溶液中 2 min，使涂片返蓝后用流水冲洗。

5. 逐级脱水：将涂片依次放入 50% 乙醇、70% 乙醇、80% 乙醇及 95% 乙醇溶液中，各脱水 1 min 左右。

6. 染细胞质：将涂片放入橙黄 G^6 染液中染色 3~5 min，然后放入 95% 乙醇溶液中洗涤 2 次，接着放入 EA^{36} 染液中染色 3~5 min，再放入 95% 乙醇溶液中洗涤 2 次。

7. 脱水透明：依次将涂片放入无水乙醇中漂洗 2 次，各 2 min，再放入二甲苯中依次透明 2 次，各 2 min。

8. 封片：用中性光学树胶 1 滴，加血盖片后封固。

9. 在油镜下观察染色结果

（1）上皮细胞：细胞核染成深蓝色或深紫色，核仁染成红色。细胞质随分化程度和细胞类型不同可被染成不同颜色，如鳞状上皮底层、中层及表层角化前细胞胞质被染成蓝绿色，表层不全角化细胞胞质被染成粉红色，完全角化细胞胞质被染成橘黄色；高分化鳞癌细胞可被染成粉红色或橘黄色；腺癌细胞质呈灰蓝色。（📷图 29-1：巴氏染色上皮细胞）

（2）中性粒细胞、淋巴细胞：细胞核被染成蓝黑色，细胞质染绿色或淡蓝色。

（3）红细胞：染粉红色或者鲜红色。

（4）黏液：染粉红色或淡蓝色。

（五）注意事项

1. 细胞核着色不佳的原因

（1）着色过浅：①盐酸分化时间过长或苏木素染液时间过长；②在固定之前制片干燥；③自来水的 pH 值偏酸性。

（2）着色过深：盐酸溶液浓度不够。

2. 细胞质着色不佳的原因

（1）全片细胞质均淡染，需延长染色时间或更换新液。

（2）若细胞质不分色，可能是染色时间不够或者 EA 染液的 pH 值不恰当所致。

（3）细胞质被染成灰色或者紫色，原因为苏木素染色时间过长或盐酸分化不佳。

3. 稀盐酸分色的目的：除去细胞吸附的过多的苏木素，分色时间不宜过长，动作要快，取出后立即水洗、蓝化。

（六）实训结果（请将看到的物像绘制出来）

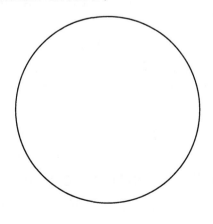

（七）实训讨论

若巴氏染色所用酸性染料呈红色，碱性染料呈蓝色，在 pH 偏酸的环境中，镜下整体染色情况是偏红还是偏蓝？

二、苏木素 - 伊红染色

（一）实训目的

掌握苏木素 - 伊红（HE）染色的原理、方法和注意事项。

（二）实训原理

同巴氏染色法，只是单用伊红将细胞质染成红色。（▣视频 1：HE 染色法）

（三）实训用品

1. 器材：同巴氏染色法。

2. 试剂：赫氏苏木素染液、伊红染液、0.5％盐酸乙醇溶液、稀碳酸锂溶液、不同浓度的乙醇溶液（50％、70％、80％及95％）、固定液、二甲苯、蒸馏水、中性光学树胶、香柏油以及醇醚混合液。

3. 标本：脱落细胞及细针吸取细胞涂片。

（四）实训步骤

1. 固定入水、苏木素染核、分色、蓝化、逐级脱水：同巴氏染色。

2. 染细胞质：将涂片放入伊红染液中染色 1~2 min，取出后用流水冲洗 3~5 min。

3. 脱水透明、封片：同巴氏染色。

4. 镜下观察染色结果

（1）上皮细胞：细胞核染深紫蓝色，细胞质染玫瑰红色。

（2）白细胞：细胞核染蓝黑色，细胞质染红色。

（3）红细胞：染淡橘红色。

（五）注意事项

1. 细胞核染色：注意事项同巴氏染色。

2. 细胞质染色：因伊红染液着色力强，染色时间不宜过长。脱水时应将吸附的过多的伊红染液吸去。

（六）实训结果（请将看到的物像绘制出来）

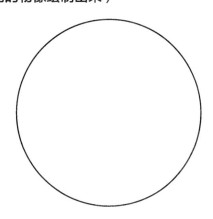

（七）实训讨论

简述 HE 染色法与巴氏染色法的不同。

榜样力量

　　江西省肿瘤医院细胞室主任谢梅从事细胞诊断工作 30 余年，她每天都会坐在显微镜前，在红蓝相间的图像中，甄别细胞的"善恶"；她从来都是小心翼翼，不放过任何蛛丝马迹，从医多年来实现了零差错。细胞诊断工作艰苦而又重复：取材→染色制片→阅片→发报告，身边很多同事因为待遇低，或者平台低，或者耐受不了单调而离开了，而她选择了坚持。30 多年的阅片经验，使她练就了一双"火眼金睛"，成为全省乃至全国细胞学领域的名家。通过观看视频（视频链接：https://k.sina.cn/article_1883699034_v7046f75a01900ey0c.html?kfrome=news&local=&subch=324&vt=4），你觉得做好细胞形态学检查工作需要具备哪些品质呢？

项目三十　阴道脱落细胞检查

（一）实训目的

掌握阴道脱落细胞学标本中正常上皮细胞和恶性细胞的形态。

（二）实训原理

阴道涂片经巴氏染色后，在显微镜下观察正常和病理脱落细胞的形态及诊断。

（三）实训用品

1. 器材：普通光学显微镜。

2. 试剂：巴氏染色试剂、香柏油。

3. 标本：女性生殖道细胞学标本。

（四）实训步骤

1. 固定：带湿固定 15~30 min。若阴道分泌物中黏液过多，固定时间可适当延长。

2. 染色：操作同巴氏染色。

3. 镜下观察：首先在低倍镜下观察，之后转高倍镜、油镜进行观察。

（1）正常细胞：鳞状上皮细胞的表层、中层、底层细胞，子宫颈黏膜细胞和子宫内膜细胞，各类良性病变的上皮细胞。

（2）核异质细胞：不典型鳞状上皮细胞、低分化鳞状上皮细胞病变、高分化鳞状上皮细胞病变。

（3）恶性细胞：鳞癌、腺癌、未分化癌细胞。

（五）注意事项

1. 镜下观察过程中，严格按一定顺序移动视野，不遗漏任何可疑视野。

2. 注意观察涂片背景，一般肿瘤细胞的涂片，背景较"脏"，可见红细胞、白细胞和坏死细胞，故在发现可疑细胞的时候，应做好标记，便于复查。

（六）实训结果（请将看到的物像绘制出来）

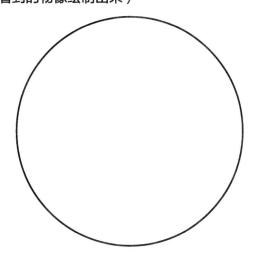

（七）实训讨论

简述阴道脱落细胞检查的注意事项。

操作考核与评价

📖 **学习情境描述**

临床检验基础是一门理论和实践紧密联系的学科，同学们在牢固掌握理论知识的基础上，还需要熟练掌握各种临床基础检验技术。虽然现代医学检验在临床上越来越自动化，实验室中仪器代替了大部分的手工操作，但学好手工方法能帮助大家更好地理解和掌握仪器分析法。因此，对于常用的手工操作项目，同学们需要通过不断地练习和考核，以期能够在实践技能上不断提升，为后面的实习工作打下良好的基础。

一、一次性微量吸管的使用

（一）考核目的

考核被考核者对微量吸管使用的熟练程度。

（二）考核准备

1. 器材：锐器盒、废液缸、污物缸、微量吸管、无菌干棉球、带孔乳胶头、装有稀释液的塑料小试管、纱布。

2. 试剂：75% 乙醇。

3. 标本：EDTA 抗凝静脉血。

（三）考核时长

5 min。

（四）考核标准

序号	项目	考核内容	分值	扣分标准		扣分	得分
1	基本要求	工作服穿着规范，头发符合要求，准时进考场，遵守考场纪律	10	仪容、着装不整	2		
				不准时进考场，每推迟 1 min 扣 1 分	5		
				考试中大声喧哗	3		
2	准备工作	微量吸管、无菌干棉球、带孔乳胶头、试管、纱布	5	清点所需用物，少清点一项扣 1 分	5		

序号	项目	考核内容	分值	扣分标准		扣分	得分
3	操作	准备： ①识别微量吸管：从微量吸管盒中取出微量吸管，正确判断采血端和配合端；识别微量吸管容量：10 μl 刻度、20 μl 刻度。②微量吸管的连接：将带孔乳胶头与微量吸管配合端连接，要求严密而不漏气	10	从微量吸管盒中取出微量吸管时手触摸采血端	2		
				不能指认采血端和配合端	2		
				不能识别微量吸管的刻度	2		
				微量吸管的连接错误	2		
				检查气密性，未检查或方法不对	2		
		使用： ①使用时用拇指与中指夹持乳胶头中下部稳定微量吸管，用示指堵住或松开乳胶头的小孔；②吸血时先用拇指与中指轻压乳胶头，用示指堵住乳胶头小孔，使乳胶头内形成负压，吸取血液至 20 μl 时离开血液标本，移出试管外，松开示指，此时吸管中的血柱要求静止、不上下移动；③用无菌干棉球擦除管外余血，并使血柱高度准确稳定在 20 μl 刻度处；④将吸管内的血柱一次准确放出 20 μl 至装有稀释液的试管内，用右手示指堵住吸管乳胶头小孔后，用拇指与中指将血柱缓缓吹入稀释液底部，吹入时要求不弄混稀释液。然后将吸管尖上提到清亮的稀释液中回洗 2~3 次，使管内余血全部充入稀释液中，此过程不可产生气泡	45	手触摸微量吸管采血端	2		
				握持微量吸管方法不正确或左手握持微量吸管	3		
				吸血时用示指挤压乳胶头	4		
				吸取血液至 20 μl 时血柱误差超过 ±2 mm	4		
				血柱内有气泡	4		
				松开示指后血柱上下移动超过 ±1 mm	4		
				血液吸进乳胶头内	5		
				未擦去管外余血	4		
				擦去管外余血后，血柱不是准确在 20 μl 刻度处	4		
				用过的棉球未放入普通污物缸	2		
				血液沾到液面以上的试管壁上	2		
				松开示指后血柱上下移动超过 ±1 mm	3		
				清洗过程中用力过猛，致使稀释液产生泡沫过多	4		
		待教师同意后结束考核，将乳胶头取下置于吸管盒内，废吸管置入锐器盒，将试管中的废液倒入消毒废液缸，然后将试管置入锐器盒	10	擅自结束考试	4		
				试管中的废液未倒入消毒废液缸	2		
				乳胶头未放至指定位置	2		
				废吸管、废试管未放至指定位置	2		
4	操作熟练程度	实验完成后洗手、消毒 工作条理性强，整体操作规范、熟练、流畅等	10	实验完毕未洗手、消毒方法不正确等，扣 1~5 分	5		
				工作条理性不强，整体操作不规范、不熟练、条理不清等，扣 1~5 分	5		
5	整理工作	将物品放到指定位置 将标本放入指定位置 垃圾入桶 清洁桌面，洁净整齐	10	物品未归位	4		
				标本未按要求存放	2		
				垃圾未分类入桶	2		
				未清洁工作台面，物品放置无序，不整洁、不干净	2		
	总分		100		100		

二、血涂片制作及瑞氏染色

（一）考核目的

要求被考核者能制备出合格的血涂片，并进行瑞氏染色，最后在镜下观察涂片和染色情况。

（二）考核准备

1. 器材：锐器盒、污物缸、微量吸管、乳胶头、载玻片、推玻片、纱布、蜡笔、吸耳球、染色缸（含染色架）。

2. 试剂：瑞氏染液、磷酸盐缓冲液。

3. 标本：EDTA 抗凝静脉血。

（三）考核时长

15 min。

（四）考核标准

序号	项目	考核内容	分值	扣分标准		扣分	得分
1	基本要求	工作服穿着规范，头发符合要求，戴好手套，准时进考场，遵守考场纪律	10	仪容、着装不整	2		
				不戴手套	2		
				不准时进考场，每推迟 1 min 扣 1 分	5		
				考试中大声喧哗	1		
2	准备工作	瑞氏染液（染液 1）、磷酸盐缓冲液（染液 2）、微量吸管、载玻片、推玻片、蜡笔、乳胶头、纱布、吸耳球、染色缸（含染色架）	10	清点所需用物，少清点一项扣 1 分	10		
3	操作	试验前准备：准备 2 张载玻片和推玻片，并用纱布擦净	4	未用纱布擦净载玻片	2		
				未用纱布擦净推玻片	2		
		推片：能正确推制理想的血涂片，血膜均匀、厚薄适宜、头体尾分明，长度约占玻片长度的 2/3，两侧及两端留有一定空隙	20	推片角度过大或过小	3		
				速度过快或过慢	2		
				推片时用力不均	3		
				头、体、尾分布不明显	3		
				分布不均匀，呈"阶梯"状	3		
				上下、左右无空隙	3		
				推片后未将血膜快速挥干	3		
		①染色：血膜两端用蜡笔划线，避免染液流出，用吸耳球使染液完全覆盖血膜30~60 s以固定血涂片，然后再加磷酸盐缓冲液（5~10 min），两者的比例约为1:1；②冲洗：染色结束后，平持玻片用细水流冲洗	22	未用蜡笔在血膜头、尾画线	3		
				加染液 1 未覆盖全部血膜	4		
				染色时间不合适	4		
				加染液 2 与染液 1 比例不合适	4		
				染色时间不合适	4		
				冲洗方法不正确	3		
		结果观察	18	肉眼外观颜色不适当	6		
				显微镜调光方法不准确	3		
				视野亮度不适宜	3		
				低倍镜下红细胞与白细胞不易区分	6		

序号	项目	考核内容	分值	扣分标准		扣分	得分
4	操作熟练程度	实验完成后洗手、消毒 工作条理性强，整体操作规范、熟练、流畅等	8	实验完毕未洗手、消毒方法不正确等，扣1~3分	3		
				工作条理性不强，整体操作不规范、不熟练、条理不清等，扣1~5分	5		
5	整理工作	显微镜归位 垃圾入桶 桌面洁净整齐	8	显微镜未归位	4		
				垃圾未入指定废物缸	2		
				桌面不整洁	2		
	总分		100		100		

三、末梢血液标本采集

（一）考核目的

考核内容主要包括刻度吸管的应用、采血和微量吸管应用 3 个部分，这也是医学检验技术专业最常用的操作技能。

（二）考核准备

1. 器材：锐器盒、废液缸、污物缸、刻度吸管、微量吸管、一次性采血针、无菌干棉球、乙醇消毒棉球、乳胶头、一次性试管。

2. 试剂：红细胞稀释液。

（三）考核时长

10 min。

（四）考核标准

序号	项目	考核内容	分值	扣分标准		扣分	得分
1	基本要求	工作服穿着规范，头发符合要求，准时进考场，遵守考场纪律	10	仪容、着装不整	2		
				不准时进考场，每推迟 1 min 扣 1 分	5		
				考试中大声喧哗	3		
2	准备工作	刻度吸管、微量吸管、一次性采血针、无菌干棉球、乙醇消毒棉球、乳胶头、一次性试管、红细胞稀释液	4	每少清点一项扣 0.5 分	4		
3	操作	①取稀释液：吸取稀释液 2 ml 于试管中	6	刻度吸管吸液、调整和放液操作不当，每错一步扣 1 分，扣完为止	2		
				吸液量错误	2		
				液体溢出	2		
		②选择采血部位：一般选择患者左手环指或中指指尖内侧	2	采血部位选择不当	2		
		③按摩采血部位：左手轻轻按摩采血部位，使局部组织充血	4	未按摩或按摩手法有误	4		
		④穿刺前准备：装配好微量吸管和乳胶头，并用无菌操作手法取出采血针，不可触及针尖，采血针用右手持握	8	未装配好微量吸管和乳胶头，或装配时手触及微量吸管采血端	3		
				取采血针手法不流畅或手触及采血针针尖	3		
				右手未持握采血针	2		
		⑤固定采血部位：用左手拇指、示指或中指固定采血部位	3	未固定采血部位	1		
				固定姿势不正确	2		
		⑥消毒采血部位：用乙醇棉球对采血部位进行消毒，将消毒后棉球弃于污物缸	8	未消毒即采血	2		
				未用 75% 乙醇消毒棉球消毒而用无菌干棉球擦拭	1		
				消毒手法不正确，未进行环状消毒	1		
				乙醇消毒棉球过湿	2		
				消毒棉球用毕未将其正确处置	2		

续表

序号	项目	考核内容	分值	扣分标准		扣分	得分
3	操作	⑦采血针穿刺：待乙醇自然干燥，以防穿刺后血液扩散而不成滴。左手保持采血部位皮肤绷紧，右手持采血针距针尖上端5~7 mm处，迅速刺入采血部位皮肤内，并立刻出针，将采血针弃于锐器盒中，左手适当放松患者采血部位，要求伤口深度约2 mm，此时用左手拇指、示指和中指稍挤压采血部位，使血液自动流出	10	未等乙醇干燥即穿刺	1		
				左手未绷紧采血部位	1		
				扎针姿势不正确	2		
				进针和拔针过程缓慢	1		
				扎针深度不合适	1		
				多扎一针扣1分	2		
				扎针后左手未放松采血部位	1		
				废弃的采血针未正确处置	1		
		⑧吸血：用干棉球擦去第一滴血，用毕弃于废物缸内，从吸管盒内取出带乳胶头的微量吸管，准确吸取血液10 µl	10	未弃去第一滴血	1		
				吸血时血量不足，过度挤压	2		
				吸血方法错误，不能控制吸管吸血操作	2		
				血柱中有空气段	2		
				血液被吸至微量吸管乳胶头	2		
				血柱长度误差超过2 mm	1		
		⑨止血：采血完毕，用干棉球压迫穿刺点止血，嘱被采血者压迫数分钟至伤口血液凝固为止，保护伤口防止感染，左手离开采血部位	5	未用干棉球压迫出血点	3		
				未嘱咐被采血者压迫止血	2		
		⑩稀释：此时双手已离开被采血者，右手仍持有10 µl血柱的微量吸管，如血量过多，可用左手持无菌干棉球轻轻吸出多余的血柱，擦净管外余血，将棉球弃于废物缸内，并持盛有稀释液的试管，右手迅速将吸管插入试管中，用右示指堵住吸管乳胶头小孔后，用拇指与中指将血柱缓缓吹入稀释液底部，吹入时要求不弄混稀释液，然后将吸管尖上提到清亮的稀释液中回洗2~3次，使管内余血全部充入稀释液中，此过程不可产生气泡	10	用棉球吸取多余血量时吸出过多，血柱不足10 µl	2		
				操作缓慢，血液凝固	2		
				未擦除管尖外余血	1		
				微量吸管未插至试管内稀释液底部挤出血液	1		
				挤出血液时，稀释液产生浑浊，无上清层	1		
				未轻吸上清层液体清洗吸管	1		
				未将管内余血回洗干净	1		
				取出吸管时，吸管内有水柱	1		
		⑪混匀标本：左手轻轻混匀稀释液和血液，不要产生气泡，置于试管架上，取下微量吸管，将乳胶头和用过的吸管放至指定位置	5	未立即轻摇试管混匀血液	1		
				混匀方法不正确	1		
				用力混匀，产生气泡	1		
				操作完毕，乳胶头、废弃的吸管、用过的干棉球、湿棉球未正确处置	2		

序号	项目	考核内容	分值	扣分标准		扣分	得分
4	操作熟练程度	实验完成后洗手、消毒 工作条理性强，整体操作规范、熟练、流畅等	8	实验完毕未洗手、消毒方法不正确等，扣1~3分	3		
				工作条理性不强，整体操作不规范、不熟练、条理不清等，扣1~5分	5		
5	整理工作	用物归位 标本放入指定位置 垃圾入废物缸 清洁桌面，洁净整齐	7	用物未归位	2		
				标本未按要求存放	1		
				垃圾未分类入废物缸	2		
				未清洁工作台面，物品放置无序，不整洁、不干净	2		
	总分		100		100		

四、白细胞显微镜计数

（一）考核目的

考核给定值抗凝血标本，要求被考核者进行白细胞显微镜计数，并完整填写考核记录单。

（二）考核准备

1. 器材：锐器盒、废液缸、污物缸、显微镜、刻度吸管、微量吸管、牛鲍计数板、盖玻片、无菌干棉球、纱布、擦镜纸、乳胶头、吸耳球。

2. 试剂：白细胞稀释液。

3. 标本：EDTA 抗凝静脉血。

白细胞显微镜计数考核记录单

1. 吸取白细胞稀释液量：　　　　ml	
2. 采血量：　　　　µl	
3. 白细胞计数情况： 　　分别记录 4 个大方格的白细胞数，并将白细胞数标记在右图相应的大方格上	
4. 记录 4 个大方格内白细胞总数：　　　　个	
5. 白细胞总数（请注明单位，先写计算公式，再进行计算，得出结果）：	
学生学号：	牛鲍计数板低倍镜下 9 个大方格

（三）考核时长

15 min。

（四）考核标准

序号	项目	考核内容	分值	扣分标准		扣分	得分
1	基本要求	工作服穿着规范，头发符合要求，戴好手套，准时进考场，遵守考场纪律	9	仪容、着装不整	2		
				不戴手套	2		
				不准时进考场，每推迟 1 min 扣 1 分	4		
				考试中大声喧哗	1		
2	准备工作	白细胞稀释液、显微镜、刻度吸管、微量吸管、牛鲍计数板、盖玻片、无菌干棉球、纱布、擦镜纸、乳胶头、吸耳球	11	清点所需用物，少清点一项扣 1 分	11		
3	操作	吸取稀释液 0.38 ml 于小试管中	7	刻度吸管吸液、调整和放液操作不当，每错一步扣 1 分，扣完为止	3		
				吸液量错误	2		
				液体溢出	2		

序号	项目	考核内容	分值	扣分标准		扣分	得分
3	操作	取样：准备好微量吸管，核对标本信息，左手将盛有抗凝血的试管轻轻混匀，混匀过程中勿产生泡沫。左手拇指和示指将试管塞轻轻缓慢拨开，在此过程中需防止气溶胶产生，右手持微量吸管，小心插入试管内，吸取约 20 μl 血液，将微量吸管移出，用左手盖好试管塞后将其归回原位，用干棉球拭去微量吸管之管外余血，并准确校正至 20 μl 刻度处，将棉球弃于废物缸内，然后将微量吸管插入盛有稀释液的试	16	在混匀标本前未装配妥微量吸管，扣 1 分	1		
				未混匀标本或混匀方式不正确，扣 2 分	2		
				标本混匀时产生泡沫，扣 1 分	1		
				抗凝管开启方式不对，试管塞胡乱放置，扣 1 分	1		
				吸取血液方式和手法不正确，或标本洒落管外，扣 2 分	2		
				血样吸入微量吸管乳胶头，扣 1 分	1		
				吸血不顺利，扣 1 分	1		
		管底部，将血柱缓缓注入试管底部，先不与稀释液混合，然后将微量吸管尖上提到清亮的稀释液中回洗 2~3 次，使管内余血全部洗入稀释液中，再轻轻混匀，此过程勿产生气泡		吸取血量不准确或血柱内有气泡，扣 2 分	2		
				未擦去管外余血，废弃棉球处置不当，各扣 1 分	2		
				放血时未加至稀释液底部，扣 1 分	1		
				未轻吸上层清液回洗管内余血，扣 2 分	2		
		充池：拭净计数板，盖好盖玻片，待试管内红细胞完全破坏，液体呈棕褐色后，再次混匀后充池。充池液量适当，一次充池成功	6	未拭净计数板	1		
				未放置好血盖片	1		
				充池前未充分混匀	1		
				充池液量过多或过少	1		
				未一次充池成功	1		
				充液有气泡	1		
		计数前预处理	2	计数前未静置 2~3 min	1		
				显微镜光线调节方法不正确，视野亮度不适宜	1		
		低倍镜下计数：选择正确计数区域进行计数，计数时对压线细胞遵循"数上不数下、数左不数右"的原则 计算公式： 白细胞数 /L=（4 个大方格内白细胞数 /20）×10^9/L	12	不能顺利找到计数区域	2		
				未在低倍镜下计数	2		
				计数区域错误	2		
				白细胞识别错误	3		
				计算公式错误	3		
		结果：需要监考教师复核镜下结果，复核学生计数的 4 个大方格内细胞数与学生报告的结果的差异性 白细胞计数单位：X.X×10^9/L	19	报告方式错误	2		
				细胞计数报告单位错误	2		
				计数结果与教师复核结果相差 50% 以上，此项不得分；相差 20%~50%，扣 10 分；相差 10%~20%，扣 5 分；相差 10% 以内，不扣分	15		

序号	项目	考核内容	分值	扣分标准		扣分	得分
4	操作熟练程度	实验完成后洗手、消毒 工作条理性强，整体操作规范、熟练、流畅等	8	实验完毕未洗手、消毒方法不正确等，扣1~3分	3		
				工作条理性不强，整体操作不规范、不熟练、条理不清等，扣1~5分	5		
5	整理工作	显微镜归位 计数板洗净 垃圾入废物缸 桌面洁净、整齐	10	显微镜未归位	3		
				计数板未清洗	3		
				垃圾未入指定废物缸	2		
				桌面不整洁	2		
	总分		100		100		

五、白细胞分类计数

（一）考核目的

要求被考核者对已知血样制备血涂片、进行瑞氏染色及白细胞分类计数。

（二）考核准备

1. 器材：锐器盒、废液缸、污物缸、微量吸管、乳胶头、载玻片、推玻片、纱布、无菌干棉球、蜡笔、吸耳球、染色缸（含染色架）、显微镜、擦镜纸、香柏油、擦镜液。

2. 试剂：瑞氏染液、磷酸盐缓冲液。

3. 标本：EDTA 抗凝静脉血。

白细胞分类计数考核记录单

考核内容	考核结果
1. 指认白细胞	
2. 细胞分类结果报告	N：　　　% L：　　　% M：　　　% E：　　　% B：　　　%
学生学号：	监考教师：

（三）考核时长

20 min。

（四）考核标准

序号	项目	考核内容	分值	扣分标准		扣分	得分
1	基本要求	工作服穿着规范，头发符合要求，戴好手套，准时进考场，遵守考场纪律	10	仪容、着装不整	2		
				不戴手套	2		
				不准时进考场，每推迟 1 min 扣 1 分	5		
				考试中大声喧哗	1		
2	准备工作	瑞氏染液（染液 1）、磷酸盐缓冲液（染液 2）、显微镜、香柏油、擦镜液、擦镜纸、微量吸管、载玻片、推玻片、无菌干棉球、蜡笔、乳胶头、纱布、吸耳球	7	清点所需用物，少清点一项扣 0.5 分	7		
3	操作	试验前准备：准备 2 张载玻片，并用纱布擦净推玻片	4	未擦拭载玻片	2		
				未用纱布擦净推玻片	2		
		取血： 轻柔颠倒混匀血标本 取适量血液置于载玻片上，位置适宜 手法准确、速度适宜	8	未混匀或手法不正确或混匀不彻底	2		
				吸取血液标本方法不正确	2		
				取血量过多或过少	2		
				血液置载玻片上位置不合适	2		

续表

序号	项目	考核内容	分值	扣分标准		扣分	得分
3	操作	推片： 能正确推制理想的血涂片：血膜均匀、厚薄适宜、头体尾分明、长度约占载玻片长度的2/3，两侧及两端留有一定空隙	17	推片角度不恰当	3		
				推片速度不合适	3		
				头、体、尾分布不明显	3		
				分布不均匀，呈"阶梯"状	3		
				血膜长度超过载玻片长度4/5	1		
				血膜长度未及载玻片长度1/2	2		
				两侧无空隙	1		
				推片后未将血膜快速挥干	1		
		①染色：血涂片要用蜡笔划线，避免染液流出，用吸耳球吹染液使其完全覆盖血膜30~60 s，然后再加磷酸盐缓冲液，两者的比例约为1:1，染色时间5~10 min；②冲洗：染色结束后，平持玻片用细水流冲洗	12	未用蜡笔在血膜头、尾画线	2		
				加染液1未覆盖全部血膜	2		
				加染液1固定时间不合适	2		
				加染液2与染液1比例不合适	2		
				染色时间不合适	2		
				冲洗方法不正确	2		
		显微镜观察： 待血片干燥后，用低倍镜浏览全片，选择合适部位，油镜分类计数	10	血片染色后未干即镜检	2		
				显微镜调光方法不准确	2		
				视野亮度不适宜	1		
				血片染色不佳	3		
				选择细胞识别位置不恰当	2		
		指认细胞： 指认4种细胞：中性杆状核粒细胞、中性分叶核粒细胞、淋巴细胞、其他细胞（单核细胞、嗜酸性粒细胞和嗜碱性粒细胞任选1个）	10	指认细胞错1个（次）或漏一种扣3分，扣完为止	10		
		细胞分类准确性： 以教师的分类结果为准	4	细胞分类结果相差>25%扣2分，>50%扣4分	4		
4	操作熟练程度	实验完成后洗手、消毒 工作条理性强，整体操作规范、熟练、流畅等	6	实验完毕未洗手、消毒方法不正确等，扣1~3分	3		
				工作条理性不强，整体操作不规范、不熟练、条理不清等，扣1~3分	3		
5	整理工作	显微镜归位 垃圾入废物缸 桌面洁净、整齐	12	显微镜未归位	4		
				油镜未褪油扣4分	4		
				垃圾未入指定废物缸	2		
				桌面不整洁	2		
	总分		100		100		

六、ABO 血型鉴定（试管法）

（一）考核目的

要求被考核者对已知血型的标本用试管法进行 ABO 血型鉴定。

（二）考核准备

1. 器材：锐器盒、废液缸、污物缸、离心机、显微镜、载玻片、一次性试管、一次性滴管、试管架、擦镜纸、记号笔。

2. 试剂：ABO 血型鉴定试剂盒（含正反定型）、生理盐水。

3. 标本：EDTA 抗凝静脉血。

ABO 血型鉴定考核记录单

正定型血型：	反定型血型：
学生学号：	监考教师：

（三）考核时长

25 min。

（四）考核标准

序号	项目	考核内容	分值	扣分标准		扣分	得分
1	基本要求	工作服穿着规范，头发符合要求，戴好手套，准时进考场，遵守考场纪律	10	仪容、着装不整	2		
				不戴手套	2		
				不准时进考场，每推迟 1 min 扣 1 分	5		
				考试中大声喧哗	1		
2	备齐用物	一次性试管、离心机、一次性滴管、生理盐水、载玻片、显微镜、擦镜纸、试管架、记号笔、ABO 血型鉴定试剂（含正反定型）	10	少清点一项扣 1 分	10		
3	标本接收	核对标本信息 检查标本量是否符合要求	6	未核对标本信息	3		
				未检查标本量是否符合要求	3		
4	试验预处理	离心标本时试管配平，转速和时间合适（2500 r/min，3 min）	18	离心标本未配平	2		
				转速过快或过慢	1		
				离心时间过长或过短	1		
		核查试剂盒内试剂是否过期或异常		未核查试剂盒内试剂	1		
		标记试管（A、B、抗 A、抗 B、血浆、2%~5%RBC）		试管未按要求标记或标记不清晰，每管扣 1 分，扣完为止	5		
		离心后分离血浆		离心后分离血浆时混有红细胞	2		
		洗涤红细胞 3 次，并制备 2%~5% RBC 悬浮液		制备方法不准确，扣 3 分；2%~5% RBC 悬液浓度不准确，扣 3 分	6		

序号	项目	考核内容	分值	扣分标准		扣分	得分
5	ABO血型鉴定	抗A、抗B管中分别加抗A和抗B型分型血清1滴	30	未加入或量不准确，每支扣2分	4		
		抗A、抗B管中分别加入待测2%~5% RBC悬液1滴		未加入或量不准确，每支扣2分	4		
				先加红细胞后加血浆，每支扣1分	2		
		A、B管中加入待测血浆1滴		未加入或量不准确，每支扣1分	2		
		A、B管中分别加标准A型红细胞和B型红细胞1滴		未加入或量不准确，每支扣2分	4		
				先加红细胞后加血浆，每支扣2分	4		
		整个操作中无交叉污染		操作中存在交叉污染的操作	3		
		混匀充分		未混匀或混匀方法不当	1		
		离心时间适宜、速度适宜（1000 r/min，1 min 或 2500 r/min，15 s）		离心时间、离心速度控制不当	2		
		观察结果方法准确		观察结果方法不准确	3		
		肉眼观察判为阴性结果，用显微镜复核		肉眼观察判为阴性结果后未用显微镜复核	1		
6	结果报告	ABO血型正定型和反定型结果	12	每项填写错误扣6分	12		
7	熟练程度	实验完成后洗手、消毒；工作条理性强，整体操作规范、熟练、流畅等	8	实验完毕未洗手、消毒方法不正确等，扣1~5分	5		
				工作条理性不强，整体操作不规范、不熟练、条理不清等，扣1~3分	3		
8	整理工作	显微镜归位 标本放入指定位置 垃圾入废物缸 桌面洁净、整齐 洗手方法准确	6	显微镜未归位	1		
				标本未按要求存放	1		
				垃圾未放入指定废物缸	1		
				桌面不整洁	1		
				未洗手或洗手方法不准确	2		
	总分		100		100		

七、尿常规检查（尿干化学法）

（一）考核目的

模拟临床接收尿液标本，用尿液分析仪完成检测，同时观察尿液一般性状、镜检尿液中有形成分，尿蛋白用磺基水杨酸法复核，并发出报告。

（二）考核准备

1. 器材：锐器盒、废液缸、污物缸、尿液分析仪（包括与之相匹配的试纸条带）、显微镜、标签纸、尿常规检验申请单、载玻片、盖玻片、一次性滴管、纸巾、试管、试管架。

2. 试剂：磺基水杨酸溶液（200 g/L）。

3. 标本：尿标本。

（三）考核时长

30 min。

尿液检验报告单

粘贴尿液分析仪结果	填写手工结果

学生学号：　　　　　　　　　　　　　　监考教师：

（四）考核标准

序号	项目	考核内容	分值	扣分标准		扣分	得分
1	基本要求	工作服穿着规范，头发符合要求，戴好手套，准时进考场，遵守考场纪律	10	仪容、着装不整	2		
				不戴手套	2		
				不准时进考场，每推迟 1 min 扣 1 分	5		
				考试中大声喧哗	1		
2	备齐用物	显微镜、尿液分析仪、与尿液分析仪相匹配的相应试纸条带、标签纸、试管、纸巾、尿常规检验申请单、载玻片、胶水、尿标本、磺基水杨酸溶液、一次性滴管	6	清点所需用物，少清点一项扣 0.5 分	6		
3	试验前准备	核对标本信息 认真阅读尿液分析仪操作说明书和 SOP 文件	5	未核对标本信息	2		
				未阅读尿液分析仪操作说明书和 SOP 文件	3		
4	尿液分析仪的使用	检查尿液分析试纸条的有效期，判断是否过期，严格按照 SOP 的要求操作（详见 SOP 文件），打印检查结果，将结果粘贴在报告单检测结果处	10	未检查尿液分析试纸条的有效期	1		
				未在仪器的提示下浸湿试纸条，提前或延后 15 s 以上	3		
				试纸条放置位置错误	3		
				未打印结果	1		
				打印结果未按要求粘贴	2		

序号	项目	考核内容	分值	扣分标准		扣分	得分
5	尿蛋白定性	取小试管，加入尿液 1 ml，再加入 200 g/L 的磺基水杨酸溶液 1~2 滴，形成界面，如显示浑浊，表示有蛋白质存在，浑浊深浅表示蛋白质含量，用阴性、弱阳性、阳性、强阳性或者用（+~++++）表示	5	未核对磺基水杨酸试剂标签和浓度	1		
				加入磺基水杨酸的量过多	1		
				浊度判断错误	2		
				结果记录方式错误	1		
6	外观及显微镜检查	尿液颜色判定准确	30	尿液颜色判断错误	2		
		尿液透明度判定准确		尿液透明度判断错误	2		
		混匀尿液彻底		未混匀尿液或混匀不彻底	1		
		取混匀的尿液适量		取尿量过多或过少	1		
		尿涂片制备方法准确、厚薄适宜、盖上盖玻片		尿涂片制备方法不准确或厚薄不适宜或未盖盖玻片，每项扣 1 分	3		
		镜检（数量及报告方式准确）：①低倍镜镜检（20 个视野）：管型；②高倍镜镜检（10 个视野）：红细胞、白细胞、上皮细胞、结晶。整个操作过程中正确使用显微镜（如：调光为暗视野、镜头不触及尿液等）		未使用低倍镜观察全片	2		
				管型识别错误扣 3 分，报告方式错误扣 1 分	3		
				红细胞、白细胞识别错误每项扣 3 分，报告方式错误每项扣 1 分	6		
				上皮细胞、结晶识别错误每项扣 2 分，报告方式错误每项扣 1 分	4		
				显微镜调光方法不准确或视野亮度不适宜或镜头被尿液污染，每项扣 2 分	6		
7	结果报告	结果报告项目完整（7 项）：颜色、透明度、上皮细胞、结晶、红细胞、白细胞、管型	20	报告项目中上皮细胞、红细胞、白细胞、管型每缺 1 项扣 3 分，其余项目每缺 1 项扣 4 分	20		
8	全程操作熟练程度	实验完成后洗手、消毒 工作条理性强，整体操作规范、熟练、流畅等	6	实验完毕未洗手、消毒或方法不正确等，扣 1~3 分	3		
				工作条理性不强，整体操作不规范、不熟练、条理不清等，扣 1~3 分	3		
9	整理工作	用物归位 标本放入指定位置 垃圾入废物缸 清洁桌面，洁净整齐	8	用物未归位	2		
				标本未按要求存放	2		
				垃圾未分类入废物缸	2		
				未清洁工作台面，物品放置无序，不整洁、不干净	2		
	总分		100		100		

实训讨论参考答案

学习情境一

项目一

1. 使用显微镜的高倍镜观察细胞，细胞放大的倍数是多少？

答：目镜放大倍数一般选择 10 倍，高倍镜放大倍数为 40 倍。因此通过高倍镜观察，可将细胞放大 400 倍。

2. 显微镜使用后该如何归位？

答：显微镜使用完毕，取下载玻片，取 1 ~ 2 滴醇醚混合液于擦镜纸上，将油镜头擦拭干净，将物镜转成"八"字形（不要将物镜与目镜相对），将镜筒、聚光器下降至最低处，关闭电源开关，拔下电源。

项目二

1. 为什么推荐使用"推式"法盖盖玻片，而不是直接采用"盖片"法？

答："推片"法比"盖片"法更有利于防止盖玻片与计数板之间气泡的产生。

2. 在计数过程中遇到压线细胞应该如何处理？

答：凡压线的细胞应按照数上不数下、数左不数右的原则。如遇压在方格角上的情况，则压方格左下角的细胞不计入，而压右上角的计入。

项目三

1. 使用微量吸管吸取血液时，如何保证采血量的准确？

答：右手拇指、中指和示指要协调配合，轻微用力，切忌急躁，需勤加练习方能熟练掌握力度，切记吸取血液之后，要用干棉球顺着微量吸管管口方向拭净吸管外周血液，必要时用干棉球轻微、间断接触吸管口，吸去少量血液，准确调节血量至所需刻度。

项目四

一、皮肤采血法

1. 如何做好皮肤采血？

答：①严格按照操作步骤进行操作。②整个实验过程注意生物安全原则，严格按照无菌技术操作，防止采血部位感染；做到一人一针一管，避免交叉感染。③所选择的采血部位的皮肤应完整，无烧伤、冻疮、发绀、水肿或炎症等。除特殊情况外，不要在耳垂采血。半岁以下婴幼儿由于手指小，可自拇指、脚趾或足跟内、外侧缘采血；严重烧伤者可选择皮肤完整处采血。④皮肤消毒后，应待乙醇挥发后采血，否则流出的血液扩散而不成滴。⑤进出针要迅速，且伤口要有足够的深度。⑥因第1滴血混有组织液，应擦去。如血流不畅，切勿用力挤压，以免造成组织液混入，影响结果的准确性。

二、静脉采血法

为什么进行静脉采血操作时止血带捆绑的时间不宜过长？

答：捆绑时间过长时，会发生局部缺血（缺氧），导致血液中一些成分的浓度改变，影响检测结果，如 BUN 在系压脉带后会先下降后回升，在系压脉带 3 min 后，ALB、Ca、ALP、AST、Fe、CHO 等浓度可分别升高 5% ~ 10%，绑扎 3 min 者明显会比 1 min 者缺氧严重，这时糖的无氧酵解增加，乳酸升高，pH 下降，随之钙、镁离子与结合蛋白分离而释放，同样，游离的药物浓度也会升高。因此，压脉带使用时间应少于 1 min，当针头进入血管后，以放松压脉带为宜。

项目五

1. 良好的血涂片应具备哪些特点？

答：厚薄适宜，头、体、尾分明，两端和两侧留有空隙的舌型血膜。

2. 如何制作一张合格的血涂片？

答：①玻片需清洁，血膜干透后才可固定染色。②染色时间的选择：染色时间的长短与染液的浓度、室温高低及有核细胞多少有关。染液浓度越小、室温越低、细胞越多、所需时间越长。必要时可增加染液量或延长染色时间。③染液量：不宜过少，以免蒸发干燥，导致染料沾着于血膜上不易冲掉。④冲洗时不可先倒掉染液，应使流水从一端缓缓将染液冲去，以免染料残渣附在血膜上。⑤当血涂片染色过深时，可用甲醇或乙醇适当脱色；染色过浅需复染时，应先用缓冲液将染液稀释好再染。⑥每批染液、缓冲液均需试染，以便掌握好染色时间及加缓冲液的比例。⑦观察结果时，应先在低倍镜下观察血涂片厚薄及染色情况，血涂片染色质量不佳时应找到相应原因并采取纠正措施，具体见正文表 5-1。

学习情境二

项目六

一、白细胞计数

某血液标本手工计数白细胞为 13.0×10^9/L，在进行白细胞分类计数时，分类 100 个白细胞过程中见到有核红细胞 30 个，该标本的白细胞结果应该如何处理？

答：校正后白细胞数 /L=$\dfrac{100}{100+30} \times 13 \times 10^9$/L=$10 \times 10^9$/L。

二、白细胞分类计数

白细胞分类计数时为何选择血涂片体、尾交界处？

答：由于各种白细胞体积大小不等，在血涂片中分布不均匀，一般体积较小的淋巴细胞在血涂片的头、体部较多，而尾部和两侧以中性粒细胞和单核细胞较多，异常大的细胞常在片尾末端出现。一般认为细胞在片头至片尾的 3/4 区域（体尾交界处）分布较为均匀，因此分类时最好选择血涂片体、尾交界处。

三、嗜酸性粒细胞直接计数

请简述嗜酸性粒细胞稀释液中各种成分的作用。

答：嗜酸性粒细胞稀释液主要成分及作用：

（1）保护嗜酸性粒细胞的成分：如丙酮、乙醇。

（2）促进红细胞和中性粒细胞破坏的成分：如碳酸钾、草酸铵或低渗状态。

（3）使嗜酸性粒细胞着色的成分：如伊红、溴甲酚紫、固绿。此外，稀释液中的甘油可防止挥发，抗凝剂可防止血液凝固。

项目七

一、红细胞计数

某一血液标本 RBC 3.4×10^{12}/L、WBC 200×10^9/L，其 RBC 结果是否可靠？为什么？如何校正？

答：不可靠。因为白细胞过高（$> 100 \times 10^9$/L），应对计数结果进行校正：

（1）实际 RBC = 计得 RBC－WBC。（经计数代入公式求得实际 RBC 为 3.2×10^{12}/L）

（2）在高倍镜下计数时，不计数白细胞。因白细胞体积比正常红细胞大，中央无凹陷，无草黄色折光，可隐约见到细胞核。

二、血红蛋白测定

HiCN 标准液 50 g/L、100 g/L、150 g/L、200 g/L，分别测得 540 nm 处吸光度为 0.13、0.27、0.42、0.53，标本的吸光度为 0.38。先求出 K 值，再计算出标本的血红蛋白浓度。

答：$K = \dfrac{50\ \text{g/L}+100\ \text{g/L}+150\ \text{g/L}+200\ \text{g/L}}{A1+A2+A3+A4} = \dfrac{50\ \text{g/L}+100\ \text{g/L}+150\ \text{g/L}+200\ \text{g/L}}{0.13+0.27+0.42+0.53} = 370.37$

$\text{Hb}(\text{g/L}) = K \times A = 370.37 \times 0.38 = 141\ \text{g/L}$

三、血细胞比容测定

用温氏法测定血细胞比容，在加标本时，如何避免产生气泡？

答：用细长毛细滴管吸取混匀的抗凝血，插入温氏管底部，然后将血液缓缓注入，边放血边上提滴管。

四、网织红细胞测定

请简述手工法网织红细胞活体染色染料的优缺点。

答：见下表。

染料	优缺点
新亚甲蓝	对网织红细胞染色力强且稳定，Hb 几乎不着色，是 WHO 推荐使用的染液
煌焦油蓝	长期普遍应用，但溶解度低，染料易形成沉渣吸附于红细胞表面，影响辨认；易受变性珠蛋白小体、HbH 包涵体等异常结构的干扰
中性红	染液浓度低、背景清晰，网织颗粒与 Hb 对比鲜明；不受变性珠蛋白小体、HbH 包涵体干扰
天青 B	染色深且均匀，不产生染料沉淀

五、红细胞沉降率测定

某受检者血液标本在室温 28℃条件下，测得红细胞沉降率结果为 20 mm/h，此结果是否可靠？为什么？应如何校正？

答：此结果不可靠，因为血沉测定室温要求为 18 ~ 25℃，且稳定在 ±1℃。室温过高时，血沉加快，应查血沉温度校正表进行温度校正后报告结果。经查血沉温度校正表得到该患者的正确血沉结果为 12 mm/h。

项目八

用显微镜法进行血小板计数时，镜下血小板有何形态特点？如何与尘埃等其他成分进行鉴别？

答：血小板是具有折光性的扁网形小体，大小不一。不染色时，在高倍镜下，可见微具动物蛋白折光性（微微发亮）的不规则的圆形小体。计数时光线要适中，应注意将有折光性的血小板与杂质、灰尘相区别。一般异物残渣形态大小不定，有的黑暗不透光（如尘埃），有的折光性很强（如真菌孢子）。

项目九

1. 三分群、五分类血液分析仪的白细胞分类异同点有哪些？

答：根据仪器原理，三分群血细胞分析仪将白细胞分成大、中、小三个群体；五分类血细胞分析仪是联合使用多项技术，同时分析一个细胞，将正常人外周血白细胞分成中性粒细胞、淋巴细胞、单核细胞、嗜酸性粒细胞和嗜碱性粒细胞。但无论是三分群还是五分类型，白细胞分群结果不能等同于白细胞分类。白细胞分类须进行人工镜检，同时注意观察细胞形态变化。

2. 血液分析仪标本保存条件有什么要求，并说明原因。

答：血液标本置于室温，不宜在冰箱保存，因血小板最适保存温度为 20~24℃，低温会使血小板计数值降低。

学习情境三

项目十

一、盐水介质法

简述 ABO 血型鉴定正、反定型结果不一致的原因及解决方法。

答：如表所示。

	可能原因	后果	解决方法
人为原因	①标本张冠李戴 ②未加入或使用了失效的试剂 ③操作者不能正确识别和解释试验结果 ④人为的书写错误	假阴性或假阳性	重新采血 更换试剂 重复试验 提高操作者素质
技术上的失误	①标准血清效价太低，亲和力不强，红细胞悬液过浓或过淡，抗原抗体比例不当，离心速度、时间不够，忽略观察溶血现象	假阴性	严格执行操作规程重复试验
	②离心速度过高或离心时间过长；使用了受到细菌污染的抗体试剂和盐水；使用不干净的实验器材	假阳性	重复试验 更换试剂 更换器材

续表

	可能原因	后果	解决方法
受检者红细胞的问题（正定型试验）	①被检者红细胞抗原性减弱： 一些 A₂ 型、A₂B 型等亚型抗原性较弱 老年人、新生儿抗原性较弱 白血病、恶性肿瘤等严重疾病时抗原性可减弱	不凝集或呈混合外观	采用试管法鉴定血型、正定型和反定型结果相对照、加用 O 型血清、用吸收洗脱试验鉴定
	②疾病影响： A. 自身免疫性贫血的患者红细胞表面吸附温性自身抗体	假凝集	用递增温度的盐水洗涤红细胞
	B. O 型或 A 型患者，因肠道疾患而使红细胞表面获得类 B 抗原	误判为 B 型或 AB 型	加做放散试验、检查血型物质
	③红细胞受到细菌污染后，表面的 T 抗原可被激活，与多数人正常血清中含有的抗 T 抗体反应	假凝集	用多份 AB 型血清加以鉴定、血液培养、重抽血
	④受检者血清中的血型物质过多时，可中和相应抗体	假阴性	洗涤红细胞
受检者血清标本的问题（反定型试验）	①婴儿及老年人的 ABO 抗体很弱	不凝集或弱凝集	采用试管法鉴定血型
	②疾病影响： A. 某些肝病及多发性骨髓瘤患者血清球蛋白增多；心肌梗死、感染及外伤等患者血清纤维蛋白原增多；自身免疫性贫血的患者血清中存在温性自身抗体，能凝集自身和其他型红细胞	假凝集	加做自身对照及进一步的试验
	B. 丙种球蛋白缺乏症患者血清中缺乏应有的抗 A 或抗 B	不凝集或弱凝集	
	③治疗措施的影响：近期输用了含高浓度 ABO 凝集素的血浆以及大量血浆置换者，血清中可能出现意外抗体	干扰定型	加做自身对照及进一步的试验
	④血清受到细菌污染后，可出现抗 H 抗体，与各型红细胞表面均含有的 H 抗原反应	假凝集	用多个 O 型人红细胞加以鉴定、重抽血

二、微柱凝胶血型卡法

简述微柱凝胶血型卡法 ABO 血型鉴定的优点。

答：①敏感性高，可检出低含量抗原，结果清晰明确，易判断，保证了结果的准确率。②结果稳定，可保存，可拍照。③操作简便，减少使用玻璃用品，提高了操作稳定性。

项目十一

Rh 血型系统是否有必要做反定型？

答：由于 Rh 血型系统的抗体多由获得性免疫产生，血清中很少有天然抗体，故不需要做反定型。

项目十二

为什么盐水配血不凝集但有反复输血史或妊娠史的受血者，应加做聚凝胺介质配血法、酶介质配血法或抗人球蛋白介质配血法？

答：有反复输血史或妊娠史的受血者易有 IgG 类抗体，而盐水介质法无法检测该类抗体。而聚凝胺介质配血法、酶介质配血法或抗人球蛋白介质配血法可以检测 IgG 类抗体。

学习情境四

项目十三

尿比密测定的质量控制有哪些？

答：①尿液要求新鲜，防止尿素分解导致比密下降；尿液过少不足以浮起比重计时，应重新留尿测定。②尿中含有大量蛋白质、糖时可使尿比密增高，当尿中蛋白质含量每增加 10 g/L 时，比密减去 0.003，葡萄糖含量每增加 10 g/L 时，比密减去 0.004。③测比密的尿液温度与比密计上标明的温度不一致时，每高 3℃，将测得的结果加 0.001。如低于所标温度，应将尿液加热到所标温度后再测定。

项目十四

一、尿蛋白定性检查

1. 尿液 pH 对磺基水杨酸（磺柳酸）法是否有影响，如何避免？

答：在尿液偏碱或偏酸时（pH > 9 或 pH < 3）可呈假阴性，因此检测前可先测试尿液 pH，必要时用稀 NaOH 或 5% 醋酸进行调节。

2. 加热乙酸法强调遵循加热→加酸→再加热的试验过程，目的何在？

答：目的是为蛋白质变性沉淀提供条件。

二、尿葡萄糖定性检查

为什么要鉴定班氏尿糖定性试剂，如何鉴定？

答：鉴定试剂有两个目的，一是作为试剂的质量控制，二是可以消除维生素 C 的干扰，维生素 C 可以引起假阳性结果。鉴定步骤：取试管 1 支，加入班氏试剂 1 ml，摇动试管徐徐加热至沸腾 1 min，观察试剂有无颜色及性状变化。若试剂仍为清晰透明蓝色，可用于实验；若煮沸后出现沉淀或变色，则不能使用。加入 5 g/L 葡萄糖 2 滴，应呈阳性反应。

三、尿液 HCG 检查

尿液 HCG 检查宜用什么标本？为什么？

答：新鲜晨尿，晨尿中的 HCG 浓度与血液中的浓度相当。

四、乳糜尿定性检查

脓尿与乳糜尿有相似的外观，最简单也最可靠的鉴别方法是什么？

答：通过显微镜检查可以识别，脓尿标本镜下可见大量白细胞和脓细胞，乳糜尿则无。

项目十五

尿液显微镜检查高倍镜下主要观察哪些内容？至少观察多少个视野？

答：鉴别管型种类，鉴别、计数细胞及结晶，至少观察 10 个视野。

项目十六

请列举尿液干化学分析仪与显微镜检验法的不符情况及其原因。

答：如表所示。

尿液干化学分析仪与显微镜检查法的不相符情况与原因

参数	干化学法	显微镜法	原因
白细胞	+	−	尿液久置，致白细胞破坏、粒细胞酯酶释放
	−	+	肾移植排斥反应，淋巴细胞增加（干化学法检测的是中性粒细胞酯酶，与淋巴细胞及单核细胞不反应）
红细胞	+	−	尿液久置红细胞被破坏，释放 Hb,尿液中含易热性触酶，肌红蛋白尿（将尿液煮沸冷却后再检测可以排除酶的影响）
	−	+	少见，见于维生素 C > 100 mg/L 或试带失效时

学习情境五

项目十七

简述粪便标本在取材时的注意事项。

答：采集标本时应用干净竹签挑取有病理意义的部分送检，如脓血、粘液等病理成分的粪便。外观无异常的粪便须从表面、深部多处取材，其量至少为指头大小（约 5 g）。

项目十八

简述粪便显微镜检查的内容。

答：显微镜检查时至少每张涂片观察 10 个视野。先用低倍镜观察有无虫卵、原虫和食物残渣等，再换高倍镜观察细胞的情况。

项目十九

一、邻联甲苯胺法

简述粪便邻联甲苯胺法隐血试验出现假阴性的原因。

答：造成结果假阴性的原因有：①反应时间不足，尤其温度低时；②粪便中存在抑制过氧化物酶的物质；③粪便留取时间较长，血红蛋白被细胞分解。

二、单克隆抗体胶体金法

怀疑由于消化道出血过多，造成粪便隐血试验单克隆抗体胶体金法出现假阴性，应该如何解决？

答：制备粪便悬液时增加蒸馏水的量，提高稀释倍数。

学习情境六

项目二十

怀疑结核性脑膜炎时可采取哪些方法提高阳性检出率？

答：标本应在 2 ~ 4℃环境中静置 12 ~ 24 h，再观察脑脊液表面有无薄膜或纤细凝块形成。取薄膜层进行抗酸染色，检查是否有抗酸染色阳性菌。

项目二十一

正常人脑脊液以哪种蛋白质为主？潘迪试验对何种蛋白质敏感？

答：正常人脑脊液中主要存在少量的清蛋白，潘迪试验主要检测的是球蛋白。

项目二十二

分析脑脊液细胞计数及分类计数的临床意义。

答：中枢神经系统病变时脑脊液细胞数可增多，其增多的程度及细胞种类与病变的性质有关。中枢神经系统病毒感染、结核性或真菌性脑膜炎时，细胞轻到中度增加，常以淋巴细胞为主；细菌感染所致化脓性脑膜炎时，细胞数显著增加，以中性粒细胞为主；脑寄生虫病时，可见嗜酸性粒细胞增多；脑室或蛛网膜下腔出血时，脑脊液内可见大量红细胞。

学习情境七

项目二十三

1. 浆膜腔积液理学性状改变及其临床意义是什么？

答：见下表。

浆膜腔积液常见颜色变化及临床意义

颜色	临床意义
红色	穿刺损伤、结核、肿瘤、内脏损伤、出血性疾病等
黄色	各种原因引起的黄疸
乳白色	丝虫病、淋巴结肿瘤、化脓性感染、肝硬化、腹膜癌等
绿色	铜绿假单胞菌感染
棕色	阿米巴脓肿破溃
黑色	曲霉菌感染
草黄色	尿毒症性心包积液

项目二十四

造成李凡他试验假阳性的可能因素有哪些？如何控制？

答：标本中球蛋白含量增高时试验可呈假阳性，必要时可进行鉴别试验，方法是先将标本滴入未加冰乙酸的蒸馏水中观察，如有白色云雾状沉淀，此乃球蛋白不溶于水所致。

项目二十五

请简述漏出液和渗出液的鉴别要点。

答：漏出液和渗出液的鉴别如下表。

鉴别点	漏出液	渗出液
病因	非炎症	炎症、肿瘤或理化刺激
外观	淡黄色、浆液性	不定，可为黄色、血性、脓样
透明度	透明、偶见微浑	多为浑浊
比重	< 1.015	> 1.018
凝固	不凝	常自凝
pH	> 7.4	< 6.8
Rivalta 试验	阴性	阳性
总蛋白定量	< 25 g/L	> 30 g/L
积液 / 血清总蛋白比值	< 0.5	≥ 0.5
葡萄糖	与血糖相近	可变化，常低于血糖（< 3.3 mmol/L）

续表

鉴别点	漏出液	渗出液
LDH	< 200 U/L	> 200 U/L
积液 / 血清 LDH 比值	< 0.6	> 0.6
有核细胞计数	$< 300 \times 10^6$（腹水）	$> 500 \times 10^6$（腹水）
有核细胞分类	以淋巴及间皮细胞为主	急性炎症以中性粒细胞为主，慢性期、结核或风湿以淋巴细胞为主
细菌	无细菌	可找到病原菌
清蛋白梯度	胸水> 12 g/L，腹水> 11 g/L	胸水< 12 g/L，腹水< 11 g/L

学习情境八

项目二十六

一、精液一般性状检查

简述精液标本液化的机制。

答：精液液化，指刚射出的胶胨状形态的精液在 10~20 min 后，在纤维蛋白溶解酶的作用下，变得较为稀薄，此后精子可以充分活动。

二、精子计数

简述精子数量减少的原因。

答：精子浓度减低或无精子症见于：①睾丸疾病：如精索静脉曲张、睾丸炎症、结核、肿瘤、睾丸畸形等。②输精管疾病：如输精管阻塞、输精管先天性缺如等。③男性结扎术后。④其他：应用某些药物、某些理化因素等。

三、精子形态学检查

简述常见的异常精子形态。

答：①头部异常：常见有大头、小头、锥形头、无定形头、空泡样头、双头、无顶体头等。②体部异常：常见有体部肿胀、不规则、弯曲中段、异常薄中段。③尾部异常：常见有无尾、短尾、长尾、双尾、卷尾等。④联合缺陷体：精子头、体、尾均有或其中两者有不同程度异常。

项目二十七

一、前列腺液一般性状检查

简述采集前列腺液标本时的注意事项。

答：采集前列腺液标本时须注意：①检查前 3 天内禁止性生活，因性兴奋前后前列腺液内的细胞常增加。②在未服用抗生素的情况下采集标本。③清洗外阴，检查包皮是否过长，有无感染。④采集标本时应弃去流出的第 1 滴前列腺液。⑤采集标本后及时送检，以免干涸。

二、前列腺液显微镜检查

简述前列腺液检查的临床意义。

答：前列腺液检查主要用于前列腺炎的诊断。①卵磷脂小体减少：见于前列腺炎。②红细胞增加：见于前列腺炎、结核病和肿瘤等。③白细胞增加：见于慢性前列腺炎。④前列腺颗粒细胞增加：见于前列腺炎。⑤淀粉样小体随年龄增大而增加，无临床意义。⑥出现滴虫见于滴虫性前列腺炎。

项目二十八

一、阴道分泌物一般性状检查

简述阴道分泌物一般性状检查的临床意义。

答：正常阴道分泌物为白色稀糊状，无气味、量多少不等。其性状与雌激素水平及生殖器充血情况有关。具体见下表。

阴道分泌物性状改变及临床意义

性状	颜色	临床意义
黏液性	无色透明	服用雌激素药后、卵巢颗粒细胞瘤
脓性、泡沫状	黄色、黄绿色	化脓性感染、滴虫阴道炎、慢性宫颈炎、老年性阴道炎、幼儿阴道炎、阿米巴性阴道炎、子宫内膜炎、宫腔积脓及阴道异物引发的感染
豆腐渣样	乳白色	假丝酵母菌性阴道炎
血性、特殊臭味	红色	子宫颈息肉、子宫颈癌、子宫黏膜下肌瘤、老年性阴道炎、重度慢性宫颈炎、子宫内节育器的副反应等
水样	黄色	病变组织坏死所致，子宫黏膜下肌瘤、子宫颈癌、子宫体癌、输卵管癌等
稀薄、均匀奶油样	灰白色	阴道加德纳菌感染

二、阴道分泌物显微镜检查

简述阴道清洁度的判断依据。

答：根据显微镜下所见的上皮细胞、白细胞（或脓细胞）、乳酸杆菌与杂菌的数量尤其是上皮细胞和白细胞的数量，判断阴道分泌物清洁度，划分为Ⅰ～Ⅳ度。分级判断标准见下表。

阴道清洁度判断标准及临床意义

清洁度	上皮细胞	白（脓）细胞（个/HP）	杆菌	球菌	临床意义
Ⅰ	++++	0～5	++++	-	正常
Ⅱ	++	5～15	++	-或少许	正常
Ⅲ	-或少许	15～30	-	++	提示炎症
Ⅳ	-或少许	>30	-	++++	严重阴道炎

学习情境九

项目二十九

一、巴氏染色

若巴氏染色所用酸性染料呈红色，碱性染料呈蓝色，在 pH 偏酸的环境中，镜下整体染色情况是偏红还是偏蓝？

答：在偏酸环境中正电荷增多，易与酸性染料结合，染色偏红；在偏碱环境中负电荷增多，易与碱性染料结合，染色偏蓝。

二、苏木素 - 伊红染色

简述 HE 染色法与巴氏染色法的不同。

答：①细胞质染色试剂不同，仅为伊红；②镜下各细胞、各结构染色结果略有差别。

项目三十

简述阴道脱落细胞检查的注意事项。

答：①镜下观察按一定顺序移动视野，不遗漏、不重复；②观察涂片背景，若发现背景较"脏"，并可见红细胞、白细胞和坏死细胞时，应做好标记，便于复查。

主要参考文献

1. 龚道元 . 临床检验基础实验指导 . 北京：人民卫生出版社，2010.

2. 吴晓蔓 . 临床检验基础实验指导 .4 版 . 北京：人民卫生出版社，2015.

3. 尚红，王毓三，申子瑜 . 全国临床检验操作规程 .4 版 . 北京：人民卫生出版社，2015.

4. 张纪云，龚道元 . 临床检验基础 .5 版 . 北京：人民卫生出版社，2020.

5. 医学检验技术专业教学资源库 .http：//ycvc.zyk2.chaoxing.com/index/3674

6. 临床检验基础省级精品在线开放课程 . https：//www.xueyinonline.com/detail/200726040

7. 医学检验技术专业教学资库 . https：//www.icve.com.cn/portalproject/themes/default/ r3bgadykoytdf7df7p7tbg/sta_page/index.html?projectId=r3bgadykoytdf7df7p7tbg